Leitfaden zur Erfassung des
psychopathologischen Befundes

Leitfaden zur Erfassung des psychopathologischen Befundes

Halbstrukturiertes Interview anhand des AMDP-Systems

von
Erdmann Fähndrich
und Rolf-Dieter Stieglitz

3., überarbeitete Auflage

HOGREFE

GÖTTINGEN · BERN · WIEN
TORONTO · SEATTLE · OXFORD · PRAG

Korrespondenzadresse:
Prof. Dr. Rolf-Dieter Stieglitz
Universitätsspital Basel
Psychiatrische Poliklinik
Petersgraben 4
CH-4031 Basel
E-Mail: rstieglitz@uhbs.ch

Bibliografische Information der Deutschen Nationalbibliothek

Die Deutsche Nationalbibliothek verzeichnet diese Publikation
in der Deutschen Nationalbibliografie; detaillierte bibliografische
Daten sind im Internet über http://dnb.d-nb.de abrufbar.

© 1998 und 2007 Hogrefe Verlag GmbH & Co. KG
Göttingen • Bern • Wien • Toronto • Seattle • Oxford • Prag
Rohnsweg 25, 37085 Göttingen

http://www.hogrefe.de
Aktuelle Informationen • Weitere Titel zum Thema • Ergänzende Materialien

Das Werk einschließlich aller seiner Teile ist urheberrechtlich geschützt. Jede Verwertung außerhalb der engen Grenzen des Urheberrechtsgesetzes ist ohne Zustimmung des Verlages unzulässig und strafbar. Das gilt insbesondere für Vervielfältigungen, Übersetzungen, Mikroverfilmungen und die Einspeicherung und Verarbeitung in elektronischen Systemen.

Satz: Grafik-Design Fischer, Weimar
Druck: AZ Druck und Datentechnik, Kempten
Printed in Germany
Auf säurefreiem Papier gedruckt
ISBN-10: 3-8017-1930-8
ISBN-13: 978-3-8017-1930-2

Geleitwort zur 3. Auflage

Das von der Arbeitsgemeinschaft für Methodik und Dokumentation in der Psychiatrie (AMDP) herausgegebene AMDP-System (Manual zur Dokumentation psychiatrischer Befunde) gehört mittlerweile zu den Klassikern in der Ausbildung von Ärzten, Psychologen und anderen in der Psychiatrie tätigen Berufsgruppen. Das AMDP-System wird im Rahmen der Facharztweiterbildung zur Psychiatrie und Psychotherapie als ein integraler Bestandteil vorgeschlagen. Von AMDP-Trainern der AMDP-Systemgruppe werden daher in Deutschland und der Schweiz fortlaufend und flächendeckend AMDP-Trainingsseminare angeboten. Über das eigentliche AMDP-Manual hinaus haben die in den AMDP-Arbeitsgruppen engagierten Kliniker und Wissenschaftler in den letzten Jahren die Ergebnisse ihrer Bemühungen zusammenfassend dargestellt (vgl. Haug & Stieglitz, 1997; Maier et al., 2000) bzw. neue, das AMDP-System ergänzende Instrumente vorgelegt (vgl. Freyberger & Möller, 2004).

In den regelmäßig stattfindenden Psychopathologie-Trainingsseminaren wurde sowohl in der Arbeit mit Berufsanfängern als auch mit fortgeschrittenen Teilnehmern sehr schnell deutlich, dass als Ergänzung des AMDP-Manuals ein Leitfaden zur Befunderhebung der einzelnen psychopathologischen Merkmale notwendig ist. Vor diesem Hintergrund wurde von Erdmann Fähndrich und Rolf-Dieter Stieglitz, die sich beide seit vielen Jahren mit dem AMDP-System klinisch und wissenschaftlich befassen, dieser Leitfaden entwickelt, der dem Leser ein halbstrukturiertes Interview an die Hand gibt. Der Erfolg dieses Leitfadens, der mittlerweile in der 3. Auflage erscheint, belegt, wie wichtig AMDP in der psychopathologischen Grundlagenausbildung auch nach mehr als 30 Jahren geblieben ist und wie notwendig derartige grundlagenorientierte Interviewleitfäden sind.

Stralsund/Greifswald, Prof. Dr. Harald J. Freyberger
Frühjahr 2006   Vorsitzender von AMDP e. V.

Literatur

Freyberger, H.-J. & Möller, H.-J. (Hrsg.) (2004). *Die AMDP-Module.* Göttingen: Hogrefe.

Haug, H.-J. & Stieglitz, R.-D. (Hrsg.) (1997). *Das AMDP-System in der klinischen Anwendung und Forschung.* Göttingen: Hogrefe.

Maier, W., Engel, R. R. & Möller, H.-J. (Hrsg.) (2000). *Methodik von Verlaufs- und Therapiestudien in Psychiatrie und Psychotherapie.* Göttingen: Hogrefe.

Inhaltsverzeichnis

Vorwort zur 3. Auflage 9

1	**Psychopathologische Befunderhebung**	12
1.1	Funktionen	12
1.2	Psychiatrische Gesprächsführung	13
1.3	Fehlerquellen im diagnostischen Prozess	14
1.3.1	Allgemeine Fehlerquellen	14
1.3.2	Spezielle Fehlerquellen bezogen auf das AMDP-System	15
1.4	Hilfsmittel zur psychopathologischen Befunderhebung	16
1.5	Psychopathologische Befunderhebung mit dem AMDP-System	20
2	**Entwicklung des Interviewleitfadens** ...	26
2.1	Hintergrund	26
2.2	Vorüberlegungen	27
2.3	Entwicklungsschritte	29
2.4	Aufbau und Struktur	30
3	**Anwendung**	40
3.1	Indikationsbereich	40
3.2	Training	42
3.3	Durchführung	44
3.3.1	Allgemeine Einführung	44
3.3.2	Spezielle Hinweise	48
3.3.2.1	Ablauf des Interviews	48
3.3.2.2	Interviewerverhalten	50
3.3.3	Umgang mit schwierigen Situationen	53
3.4	Dokumentation und Auswertung	54
4	**Interview**	58
4.1	Beginn des Interviews	59
4.2	Halbstrukturierter Teil des Interviews	61
4.2.1	Bewusstseinsstörungen	61
4.2.2	Orientierungsstörungen	62
4.2.3	Aufmerksamkeits- und Gedächtnisstörungen ..	63

4.2.4	Formale Denkstörungen	67
4.2.5	Befürchtungen und Zwänge	70
4.2.6	Wahn	73
4.2.7	Sinnestäuschungen	78
4.2.8	Ich-Störungen	80
4.2.9	Störungen der Affektivität	82
4.2.10	Antriebs- und psychomotorische Störungen	87
4.2.11	Circadiane Besonderheiten	89
4.2.12	Andere Störungen	90
4.2.13	Somatischer Befund	93
4.3	Beendigung des Interviews	96

5　Schlussbemerkungen ... 97

Literatur ... 98

Anhang
Anhang A: AMDP-Syndrome ... 107
Anhang B: Normwerte für die AMDP-Syndrome ... 110
Anhang C: Klinische Prüfungen ... 112
Anhang D: AMDP-Trainingsseminare ... 117

Sachverzeichnis ... 119

Vorwort zur 3. Auflage

Das AMDP-System liegt zwischenzeitlich bereits in seiner 8. Auflage (2007) vor. Während in den Anfangsjahren zunächst vor allem der wissenschaftliche Anspruch im Vordergrund stand, nämlich ein reliables und valides Instrument zur Evaluation der Effektivität therapeutischer Interventionen zur Verfügung zu haben, gewann das System zunehmend auch in der klinischen Arbeit an Bedeutung. Heute ist gerade dieser Aspekt von zentraler Bedeutung.

Das AMDP-System wurde seit dem erstmaligen Erscheinen mehrfach revidiert. Neben der Verbesserung von Reliabilität und Validität waren jeweils auch praktische Aspekte dabei von großer Bedeutung. Ziel war immer, die Benutzerfreundlichkeit zu erhöhen sowie Schwierigkeiten und Unklarheiten in der Anwendung zu beseitigen. Vor allem die 5. Auflage ist unter diesen Aspekten ein wichtiger Schritt in diese Richtung gewesen. In erster Linie hat die vereinheitlichte Darstellung der Symptome nach den Punkten Definition, Erläuterungen und Beispiel, Hinweise zur Graduierung sowie abzugrenzende Merkmale hierzu beigetragen.

Auch die Entwicklung des Interviewleitfadens verfolgt das Ziel, die Benutzerfreundlichkeit zu erhöhen. Gerade für Anfänger erwies es sich immer als schwierig, die zur Erstellung z. B. des psychopathologischen Befundes notwendigen Informationen hinreichend genau zu erfragen. Aber auch für Fortgeschrittene war dies nicht immer unproblematisch. Basierend auf Erfahrungen aus der eigenen klinischen Arbeit und wichtigen Erfahrungen aus Trainingsseminaren wurde 1988 ein erster Interviewleitfaden herausgegeben. Er zielte darauf ab, dem Untersucher Handlungsweisen und Vorschläge zu einer stärker vereinheitlichten Erhebung der Befunde zu vermitteln, ohne ihn zu sehr in der Gesprächsführung einzuengen.

Das Interview ist sowohl für die Praxis als auch für die Forschung konzipiert worden. In der Praxis soll es dem Benutzer – unabhängig davon, ob die AMDP-Belege ausgefüllt werden – Hilfestellung bei der Erstellung eines psychopathologischen Befundes geben. Im Bereich der klinischen Forschung und der Routinedokumentation soll es gewährleisten, dass alle Untersucher in etwa die gleiche Vorgehensweise bei der Informationserhebung wählen.

Dies gilt insbesondere auch für den Einsatz des AMDP-Systems in Forschungsprojekten, wobei dort insbesondere Fragen der Reliabilität von entscheidender Bedeutung sind. Das Interview ist also an den praktischen Bedürfnissen des Klinikers und Forschers orientiert.

1998 konnte eine an das zwischenzeitlich grundlegend revidierte AMDP-System angepasste 2. Auflage des Leitfadens vorgelegt werden.

Parallel zur jetzt vorliegenden überarbeiteten 8. Auflage des AMDP-Manuals wird hiermit bereits die 3. Auflage des Interviewleitfadens vorgelegt. Grundlegend überarbeitet wurde der theoretische Teil des Interviewleitfadens auf Grund der vielfältigen Entwicklungen im Bereich der psychiatrischen Diagnostik in den letzten Jahren. Bei den praktischen Teilen des Leitfadens wurden vor allem die bei AMDP veränderten Aspekte berücksichtigt (u. a. Orientierung an der Differenzierung von sog. S- oder F-Symptomen). Der Fragenkatalog wurde überarbeitet und erweitert, ebenfalls der Anhang. Neu aufgenommen wurden Beispiele und Vorschläge für klinische Prüfungen einzelner Phänomene.

Auch diese Auflage soll allen in der Behandlung von Patienten mit psychischen Störungen Tätigen eine Hilfestellung sein, die zum Verständnis einer Störung wichtigen Phänomene zu erfassen, um ihnen dadurch besser helfen zu können.

In die Bearbeitung dieses Interviewleitfadens sind auch diesmal nicht nur unsere eigenen Überlegungen eingeflossen, sondern wiederum zahlreiche Anregungen von Kolleginnen und Kollegen. Danken möchten wir insbesondere den Mitgliedern der AMDP-Systemgruppe sowie den Teilnehmern der zahlreichen AMDP-Trainingsseminare, die seit Erscheinen des Leitfadens durch engagierte Diskussionen und Fragen wichtige Anregungen zur Überarbeitung des Leitfadens beigetragen haben. Bei der

Endredaktion waren uns Frau Bc. sc. Psych. C. Weibel (Basel) und Frau Bc. sc. Psych. M. Zangerl (Basel) mit kritischen Anmerkungen und Korrekturen sehr hilfreich. Auch hierfür möchten wir uns recht herzlich bedanken.

Berlin und Basel, Frühjahr 2006   Erdmann Fähndrich
                                          Rolf-Dieter Stieglitz

1 Psychopathologische Befunderhebung

1.1 Funktionen

Unter *Psychopathologie* versteht man nach Mombour (1996, S. 21) die Lehre von den krankhaften Veränderungen des Seelenlebens. Diese manifestieren sich als einzelne Symptome oder in komplexen Erlebens- und Verhaltensänderungen. Sie können in einem Zuviel oder Zuwenig der normalen seelischen Funktionen bestehen. Die einzelnen psychopathologischen Symptome lassen sich in zusammengehörige *Merkmalsbereiche* gruppieren. Im AMDP-System (AMDP, 2007) werden folgende Bereiche zu Grunde gelegt: Bewusstseinsstörungen, Orientierungsstörungen, Aufmerksamkeits- und Gedächtnisstörungen, formale Denkstörungen, Befürchtungen und Zwänge, Wahn, Sinnestäuschungen, Ich-Störungen, Störungen der Affektivität, Antriebs- und psychomotorische Störungen, circadiane Besonderheiten sowie eine Restgruppe, die mit Andere Störungen bezeichnet wird. Ergänzend dazu werden somatische Symptome auf einem eigenen Befundbogen dokumentiert.

Ziel von Psychopathologie ist es nach Hoff (1997), am Patienten beobachtbare oder explorierbare seelische Sachverhalte systematisch zu beschreiben, also ein reliables und valides Begriffssystem für z. B. depressive oder paranoide Zustände bereitzustellen. Dieses Vorgehen wird auch als so genannte *deskriptive Psychopathologie* bezeichnet (vgl. hierzu auch Hoff, 1995).

Mit der *Erhebung eines psychopathologischen Befundes* sollen all diejenigen psychischen Merkmale und Symptome erfasst werden, die für die Kennzeichnung der aktuellen psychischen Störung bedeutsam sind. Während die Psychopathologie den Querschnitt oder den Verlauf symptomatologisch bzw. syndromatologisch abbildet, sagt sie allein nichts Definitives über Ätiologie und Pathogenese der zu Grunde liegenden Störung aus (Freyberger et al., 2002; Stieglitz & Freyberger, 2004). Neben der Deskription des Störungsbildes hat der psychopathologische

Befund weitere Funktionen. Er stellt den Ausgangspunkt für die *Wahl therapeutischer Interventionen* dar, hat aber auch eine *evaluative Funktion*, indem z. B. der Therapieverlauf und damit die Effektivität einer therapeutischen Intervention überprüft werden kann. Dies kann sowohl auf Symptomebene als auch auf Syndromebene erfolgen. Zudem dient die psychopathologische Befunderhebung auch als Grundlage für die *Diagnosenstellung* (vgl. hierzu auch Stieglitz et al., 1997). Ohne fundierte Kenntnisse psychopathologischer Begrifflichkeiten lassen sich keine zuverlässigen klinischen Diagnosen nach den aktuellen Klassifikationssystemen ICD-10 und DSM-IV stellen!

1.2 Psychiatrische Gesprächsführung

Eine gute psychiatrische Gesprächsführung ist eine notwendige Voraussetzung für eine reliable Erhebung des Psychopathologischen Befundes. Gerade für Anfänger in diesem Bereich ist dies oft schwierig. Daher muss die Schulung in psychiatrischer Gesprächsführung auch ein wesentlicher Bestandteil der Ausbildung in Psychopathologie sein. Es gibt keine generellen Strategien der Gesprächsführung und auch kein Patentrezept, jedoch einige allgemeine Regeln, die es zu berücksichtigen gilt (vgl. hierzu auch Othmer & Othmer, 1994; Dittmann, 1996; Stieglitz & Freyberger, 2002). Hierzu zählen u. a. Aufmerksamkeit, Zuwendung, auch das aktive und interessierte Zuhören, das bedingungsfreie Akzeptieren, eine freundlich-zugewandte Annahme der Äußerungen des Patienten sowie die Vermittlung von Hoffnung (vgl. auch Kapitel 3.3.2.2).

Hinweise auf eine wenig professionelle Gesprächsführung ergeben sich aus häufig zu beobachtenden *Fehlern*. Nach Kind und Haug (2002) sind dies u. a. folgende Punkte:
– Dem Patienten werden die Führung und die Kontrolle des Gesprächs überlassen, weshalb dann bestimmte Problembereiche gar nicht angesprochen werden.
– Schwierige und zum Teil „peinliche" Bereiche oder Themen werden gleich zu Beginn des Gesprächs angesprochen. Dies setzt jedoch ein Vertrauensverhältnis voraus, was sich erst im Laufe des Gesprächs oder über mehrere Gespräche hinweg entwickeln kann.

- Abstrakte und zu intellektuelle Fragen führen oft zu einer Überforderung des Patienten.
- Nicht förderlich für den Gesprächsverlauf ist ein Kommunikationsstil, der sich z. B. durch Suggestivfragen (s. u.), abrupte Themenwechsel oder zu lange Pausen kennzeichnen lässt.

Solche und auch andere Fehlerquellen können durch diagnostische Hilfsmittel reduziert werden. Der in Kapitel 4 enthaltene Interviewleitfaden soll hierzu beitragen.

1.3 Fehlerquellen im diagnostischen Prozess

1.3.1 Allgemeine Fehlerquellen

Neben den im vorangegangenen Abschnitt aufgeführten allgemeinen Problemen der psychiatrischen Gesprächsführung werden in der Literatur insbesondere so genannte *Fehler- oder Varianzquellen* im diagnostischen Prozess diskutiert, die auch im Hinblick auf die Erhebung des psychopathologischen Befundes von großer Bedeutung sind (vgl. Stieglitz & Freyberger, 2002, 2004). Hervorzuheben ist hier insbesondere die Fehlerquelle Informationsvarianz sowie Beobachtungsvarianz. *Informationsvarianz* bedeutet, dass verschiedenen Untersuchern unterschiedliche Informationen über den Patienten und seine Erkrankung zur Verfügung stehen. Ein wesentlicher Faktor, der dazu beiträgt, ist die Art und Weise, wie Fragen gestellt werden, d. h. die Art der Exploration der interessierenden Phänomene. Die *Beobachtungsvarianz* bedeutet, dass verschiedene Untersucher bei gleicher Information zu unterschiedlichen Beurteilungen über das Vorhandensein und/oder den Schweregrad von bestimmten Symptomen kommen. Die Bedeutung dieser Fehlerquellen konnte in einer Reihe von Studien belegt werden. So wurde bereits in den 60er Jahren in der Arbeitsgruppe um Beck (vgl. Beck et al., 1960; Ward et al., 1960) festgestellt, dass bei etwa 30 % der Inkonsistenzen zwischen Urteilern durch Unterschiede in der Befragungstechnik (= Informationsvarianz) und Bewertung der Symptome (= Beobachtungsvarianz) für mangelnde diagnostische Übereinstimmungen verantwortlich gemacht werden konnten. Wittchen (1993) kam zu ähnlichen

Ergebnissen. Auch er fand, dass bei 60 % der beobachteten Inkonsistenzen zwischen Urteilern vor allem Unterschiede in der Auswahl und der Formulierung von Symptomfragen verantwortlich gemacht werden konnten. Nur 9 % der Inkonsistenzen waren auf das Antwortverhalten des Patienten zurückzuführen.

Zur Kontrolle und Beseitigung dieser Fehlerquellen sind verschiedene Strategien hilfreich. Zur zuverlässigen Erfassung auf Symptomebene bietet sich z. B. die Verwendung eines Glossars mit der Auflistung und Definition psychopathologischer Merkmale an, wie es mit dem Manual zum AMDP-System vorliegt (AMDP, 2007; vgl. auch Kapitel 1.5).

Schwierigkeiten bei der Symptomerfassung liegen jedoch nicht nur darin, dass bestimmte Definitionen unscharf sind, sondern insbesondere auch, wie die oben aufgeführten Arbeiten gezeigt haben, in unterschiedlichen Fragetechniken des Diagnostikers (Informationsvarianz). Hier bietet sich der Einsatz von so genannten Interviewverfahren an, auf die in Kapitel 1.4 kurz eingegangen wird.

1.3.2 Spezielle Fehlerquellen bezogen auf das AMDP-System

Bei der Befunderhebung mit dem AMDP-System sind zunächst allgemeine Punkte zu beachten:
– Bestimmte Phänomene sind meist nur aus dem Verlauf des Gesprächs heraus zu beurteilen. Es kann sich dabei um sprachliche (z. B. Neologismen) oder nicht-sprachliche Phänomene (z. B. affektarm) handeln.
– Einige Phänomene müssen meist dezidiert geprüft werden (z. B. Auffassungsstörungen).
– Bestimmte Symptome lassen sich nur auf Grund der Selbstberichte des Patienten bewerten (z. B. gehemmtes Denken).
– Einige Punkte lassen sich eher punktuell im Gespräch beobachten (z. B. Neologismen), andere eher im Verlauf (z. B. affektarm).

Die Nichtberücksichtigung dieser Punkte führt zu unzuverlässigen Bewertungen.

In der praktischen Arbeit mit dem AMDP-System lassen sich weiterhin eine Reihe von Fehlerquellen erkennen, die sich wie folgt zusammenfassen lassen:
- Nichtbeachtung des Entscheidungsbaums,
- unzureichende Nutzung des Manuals,
- Problem der Schwellen zwischen den Skalenstufen (vor allem von nicht vorhanden nach vorhanden),
- unzureichende Exploration der Symptome,
- Interviewfehler (z. B. Suggestivfragen ohne weiteres Nachfragen),
- Verzicht auf klinische Prüfungen bei einigen Symptomen (vor allem aus den Bereichen Orientierungsstörungen, Aufmerksamkeits- und Gedächtnisstörungen),
- zu starke Leitung der Exploration durch diagnostische Hypothesen (Annahme „Patient hat sicherlich eine Schizophrenie"),
- falsche Schlussfolgerungen (z. B. wenn Symptom A vorhanden, dann ist sicherlich auch Symptom B vorhanden).

Die meisten dieser Fehlerquellen lassen sich mit Hilfe des Interviewleitfadens und unter Verwendung des AMDP-Manuals reduzieren.

1.4 Hilfsmittel zur psychopathologischen Befunderhebung

In Anlehnung an Kessler (1999) versteht man unter einem Interview eine zielgerichtete mündliche Kommunikation zwischen einem Befrager (hier: Arzt oder Psychologe) und einem Befragten (hier: Patient), wobei eine Informationssammlung über das Verhalten und Erleben der befragten Person im Vordergrund steht.

Interviewverfahren gehören mittlerweile insbesondere im Bereich der psychiatrischen Forschung fast schon zur Routine und haben dort bereits eine lange Tradition, insbesondere in Studien zur psychiatrischen Epidemiologie. Als diagnostisches Verfahren haben sie jedoch erst in den letzten Jahren wieder an Bedeutung gewonnen, was sich in einer Vielzahl neu – resp. weiterentwickelter Interviewansätze belegen lässt (vgl. im Überblick Wittchen et al., 2001).

Tabelle 1:
Formen von Interviews (nach Wittchen et al., 2001)

Bezeichnung	Kennzeichen
Klinisches Interview	Freies klinisches Gespräch mit zuvor definierter Zielsetzung; Ablauf (Struktur) des Gesprächs wird vom Interviewer individuell festgelegt; Auswertung nicht festgelegt
Halbstrukturiertes Interview/ halbstrukturierter Interviewleitfaden	Fragen werden vorgegeben, Reihenfolge ist variabel, Zusatzfragen, Umformulierungen und Ergänzungen sind möglich, ebenso Erläuterungen; Auswertung nicht festgelegt
Strukturiertes Interview	Fragen und Ablauf vorgegeben, ebenso Auswertung
Standardisiertes Interview	Gesamter Prozess der Informationserhebung und Auswertung ist festgelegt (inkl. der Kodierung der Antworten der Befragten)

Es lassen sich, wie aus Tabelle 1 zu ersehen ist, verschiedene Arten von Interviews unterscheiden bezüglich des Ausmaßes der Strukturierung und Standardisierung (beide Begriffe werden in der Literatur z. T. synonym gebraucht). Nach Wittchen et al. (1988) werden bei *strukturierten Verfahren* verbale Informationen systematisiert bei größtmöglicher Kontrolle der Befragung, wobei Wortlaut der Fragen, Reihenfolge und Antwortkategorien im Wesentlichen festgelegt sind. Bei *standardisierten Verfahren* sind alle Ebenen der Informationssammlung genau festgelegt (von der Formulierung und Reihenfolge der Fragen über die Kodierung bis hin zur Auswertung). Während bei strukturierten Interviews die Beurteilungen durch den Rater meist noch auf klinischen Einschätzungen beruhen, basieren die Beurteilungen bei standardisierten Interviews fast ausschließlich auf den Angaben des Patienten, d. h. der Interviewer hat praktisch keinen eigenen Gestaltungs- und Entscheidungsspielraum mehr. Es lässt sich somit von einem Kontinuum von einem freien klinischen Interview bis hin zu einer voll standardisierten Befunderhebung ausgehen.

Gemeinsam ist allen Interviewverfahren, die bei einer freien Befunderhebung auftretenden Fehlerquellen, insbesondere so genannte Urteilsfehler (vgl. hierzu auch Stieglitz et al., 2001), zu reduzieren, da diese nicht unwesentlich auch von der Interviewtechnik abhängen.

Jeder Erhebungsansatz ist mit Vor- und Nachteilen verbunden. So gaben z. B. in einer Studie von Helzer (1981) zu einem strukturierten Interview 66 % der Befragten einen größeren Zeitbedarf zur Informationssammlung an; 60 % gaben jedoch gleichzeitig auch an, diese Informationen vollständiger erhoben zu haben als in einem freien Interview. Saghir (1971) konnte für die freie Exploration zeigen, dass die Aufmerksamkeit sehr stark auf das vordergründige Beschwerdenbild fixiert wird und bedeutsame andere Bereiche nicht erfasst werden.

Die Einführung und der Einsatz von Interviews hat vorrangig zum Ziel, die Güte der erhobenen diagnostischen Information zu verbessern. Nach Kessler (1999) lassen sich jedoch die Gütekriterien von psychologischen Tests (Objektivität, Reliabilität, Validität; vgl. auch Lienert & Raatz, 1994) nicht ohne Weiteres auf Interviews übertragen, da wegen der Komplexität des Interaktionsgeschehens mehrere Subformen der jeweiligen Gütekriterien getrennt zu bewerten sind, zumal die globale Frage nach z. B. *der* Reliabilität oder Validität des Interviews ebenso wenig sinnvoll ist, wie diejenige nach *der* Reliabilität oder Validität eines Tests.

Vor allem standardisierte Interviews stoßen trotz nachgewiesener hoher Reliabilität im klinischen Setting oft auf Widerstand (Wittchen et al., 1988). Bei Standardisierungsbemühungen sind daher verschiedene Aspekte zu berücksichtigen:
– Praktikabilität,
– Akzeptanz des Ansatzes für den Kliniker,
– Gefahr des Verlustes der klinischen Relevanz (z. B. wenn Fragen keine „ökologische Validität" mehr aufweisen).

Heute finden strukturierte und standardisierte Interviews vor allem zur Diagnosestellung im Kontext der klassifikatorischen Diagnostik nach ICD-10 oder DSM-IV Anwendung, meist jedoch nur in der Forschung. In der klinischen Routine haben sich derartige Verfahren wegen des i. d. R. hohen Zeitaufwands bisher nicht durchsetzen können.

Für eine Reihe von bereits seit vielen Jahren existierenden Fremdbeurteilungsverfahren wurden in den letzten Jahren ergänzend (halb-)strukturierte Interviews entwickelt, um auch hier die Informationserhebung zu verbessern (vgl. im Überblick Stieglitz et al., 2001). Verschiedene Arbeiten konnten zeigen (z. B. Williams, 1988 sowie Stieglitz et al., 1998), dass sich durch solche Interviews Reliabilitätsverbesserungen erzielen lassen. Sie sind i. d. R. relativ leicht erlernbar. Der Prozess der Informationserhebung dauert zudem meist nicht länger als beim freien klinischen Interview.

Während sich die meisten Interviews auf eindimensionale Verfahren z. B. aus dem Depressionsbereich beziehen, liegt mit dem Interviewleitfaden zum AMDP-System das einzige deutschsprachige Instrument vor, das ein weites Spektrum klinisch bedeutsamer psychopathologischer Phänomene zu erfassen erlaubt.

Zwischenzeitlich wurde der Grundgedanke des Leitfadens von anderen aufgegriffen (vgl. Tabelle 2). Ahrens et al. (2004) entwickelten einen Leitfaden für das AMDP-Depressionsmodul, ein speziell für die Dokumentation depressiver Symptomatik über die Kernsymptomatik im AMDP-System hinaus erweitertes Modul. Stieglitz und Ermer (2004) konzipierten auf Basis des AMDP-Systems eine Checkliste zur Erfassung von Selbst- und Fremdgefährdung. Zur Erfragung der relevanten Aspekte diente der Interviewleitfaden als Ausgangspunkt.

Tabelle 2:
Interviews mit Bezug zum AMDP-System

Verfahren	Interview
AMDP-System	Interviewleitfaden zur Erfassung des psychopathologischen Befundes (Fähndrich & Stieglitz, 2006)
AMDP-Modul zur Depression	Interviewleitfaden zum AMDP-Modul zur Depression (Ahrens et al., 2004)
Bewertung von Selbst- und Fremdgefährdung	AMDP-Checkliste zur Bewertung von Selbst- und Fremdgefährdung (AMDP-CLSF; Stieglitz & Ermer, 2004)

Auch die Entwicklung des Interviews zur Bech-Rafaelsen-Melancholie-Skala (BRMS) von Stieglitz, Smolka, Bech und Helmchen (1998) erfolgte in enger Anlehnung an den Interviewleitfaden zum AMDP-System.

1.5 Psychopathologische Befunderhebung mit dem AMDP-System

AMP/AMDP blickt bereits auf eine lange Geschichte zurück (vgl. Fähndrich et al., 1983; Fähndrich & Woggon, 1997). Anfänge der Entwicklung sind seit Ende der 50er, Anfang der 60er Jahre zu beobachten. Die unterschiedlichen Bemühungen führten 1969 zur Herausgabe des AMP-Systems (Angst et al., 1969). 1971 wurde das AMP-Manual (Scharfetter, 1971) herausgegeben, 1979 wurde die revidierte Fassung unter der veränderten Bezeichnung AMDP-System in 3. Auflage publiziert (AMDP, 1979). 1995 erschien die 5., völlig überarbeitete Auflage, die 1997 als 6. und 2000 als 7. Auflage nachgedruckt wurde. Hauptneuerung war die Vereinheitlichung der Darstellung aller Symptome (Definition, Erläuterungen und Beispiele, Hinweise zur Graduierung, abzugrenzende Begriffe). Die *jetzt gültige, 8. überarbeitete Auflage* (AMDP, 2007) unterscheidet sich gegenüber der letzten Auflage durch eine gründliche Überarbeitung in den Bereichen des psychischen und somatischen Befundes. Auf folgende Punkte wurde dabei besonderer Wert gelegt:
– Verbesserung der Benutzerfreundlichkeit,
– Eliminierung von Unklarheiten und Inkonsistenzen,
– Präzisierung der Definitionen sowie
– genauere Unterscheidung zwischen den sog. S- und F-Symptomen (vgl. Kapitel 2.4).

Psychiatrische Forschung und Praxis ist darauf angewiesen, den Menschen ganzheitlich zu erfassen, d. h. auf allen Betrachtungsebenen (z. B. psychologische, biologische) gleichzeitig. Dies setzt voraus, dass für jede Ebene eine exakte Sprache zur Verfügung steht. Mit dem AMDP-System existiert eine derartige Fachsprache, welche die psychologische Datenebene des psychiatrischen Sektors mittels Fremdbeurteilung oder sog. Rating exakter zu erfassen erlaubt.

Die Handlungsstruktur eines Ratings ist in Anlehnung an Baumann und Seidenstücker (1977) bezogen auf das AMDP-System in Tabelle 3 nochmals zusammenfassend dargestellt.

Tabelle 3:
Bestimmungselemente von Ratings bezogen auf das AMDP-System (nach Baumann & Seidenstücker, 1977; aus Baumann & Stieglitz, 1983, S. 5)

Bestimmungselemente	Beispiele	AMDP-System
Rater/Beurteiler	Therapeut, Pflegepersonal, Bezugsperson ...	Arzt, Psychologe
Situation	natürlich bis konstruiert; undurchschaubar bis durchschaubar	konstruiert, durchschaubar
Reaktionsausschnitt	Erlebnisweisen, Verhaltensweisen; aktuell, vergangen	Erlebnis- und Verhaltensweisen, Leistungsmerkmale, aktuell und vergangen
Reaktionsstichprobe	unspezifiziert; unsystematisch bis systematisch (Ereignisstichproben oder Zeitstichproben)	global spezifiziert (z. T. Zeitbereich), unsystematisch
Kodierungsregel	unspezifiziert bis explizit	z. T. explizit (Manual)
Beurteilter Parameter	Häufigkeit, Dauer, Intensität	Integral von Häufigkeit, Dauer, Intensität
Beobachtungseinheit	beobachtbar bis erschließbar; einzelheitlich bis global	beobachtbar, erschließbar; einzelheitlich, global
Skalierungsform	numerisch, grafisch, semantisch	semantisch (nicht vorhanden – schwer, keine Aussage)

Tabelle 3 (Fortsetzung):
Bestimmungselemente von Ratings bezogen auf das AMDP-System
(nach Baumann & Seidenstücker, 1977; aus Baumann & Stieglitz,
1983, S. 5)

Bestimmungs-elemente	Beispiele	AMDP-System
Zeitrelation zwischen Urteil und Reaktionsausschnitt	simultan oder retrognostisch	gleich nach Interview
Auswertungsregeln	unspezifiziert bis spezifiziert	eher unspezifiziert, bei Syndromen spezifiziert
Aussage	Klassifikation, Statusdiagnostik, Veränderungsdiagnostik, Prognose	Statusdiagnostik, indirekt auch Veränderungsdiagnostik

Die Ausgestaltung der einzelnen Elemente beeinflusst die Güte (Reliabilität) eines Ratingsystems. Je höher der Formalisierungsgrad in den einzelnen Aspekten, desto besser die Reliabilität. Der Präzisionsgewinn wird jedoch teilweise durch Beeinträchtigung der Validität erkauft. Beim AMDP-System wird versucht, einen mittleren Weg einzuschlagen, d. h. den Formalisierungsgrad nicht zu extrem zu gestalten (vgl. im Detail Baumann & Stieglitz, 1983). So war bisher die Datengewinnung offen, d. h. es gab bisher keine Vorgaben (Reaktionsstichprobe wenig systematisiert). Fragestil, -form und -reihenfolge waren dem einzelnen Untersucher überlassen, was sicherlich mit zu den zum Teil geringen Reliabilitäten auf Itemebene beigetragen hat (vgl. hierzu auch Baumann & Stieglitz, 1983). So fanden bereits Busch und Vogel (1977) beim Vergleich der Übereinstimmung zwischen freiformulierten psychopathologischen Aufnahmebefunden mit den alten AMP-Belegen nur eine Übereinstimmung von ca. 35 %. Sie führten diese Diskrepanzen u. a. auf eine möglicherweise ungenaue Exploration zurück. Ein weiteres wichtiges Ergebnis dieser Arbeit war die Feststellung, dass der Zeitaufwand mit AMDP nicht höher war als im Rahmen einer freien Exploration, jedoch der Grad der Präzision deutlich höher war.

Ratingverfahren lassen sich jedoch nicht beliebig in ihrer Reliabilität erhöhen, da mindestens vier Einflussfaktoren relevant sind: Messinstrument, Rater, Patient und die Interaktion Rater x Patient. Insbesondere die Interaktion lässt sich nicht so normieren, dass für Beurteiler und Patient kein oder wenig Spielraum offen bleibt. Dies gilt auch für das standardisierte Interview, bei dem das Patientenverhalten durch den Interviewer dennoch beeinflusst wird (z. B. wie werden Fragen vorgetragen, wie reagiert er auf Nachfragen). Es lässt sich somit keine Verbesserung der formalen Genauigkeit erreichen, ohne auf die Vorteile einer Interaktion zu verzichten. Beim AMDP-System lassen sich jedoch verschiedene Bestimmungsstücke des Ratings verbessern, ohne den ursprünglich gesetzten Rahmen zu verlassen (Erfassung der Psychopathologie in einem Gespräch). Dies kann z. B. durch ein Interview erfolgen, was die Reaktionsebene betrifft.

Seit der ersten Veröffentlichung hat das System eine weite Verbreitung gefunden sowohl im deutschsprachigen Bereich als auch auf internationaler Ebene (vgl. im Überblick Bobon, 1983). Das System hat dabei nicht nur im Bereich der *Forschung* Akzeptanz gefunden, sondern insbesondere auch im Bereich der *klinischen Anwendung* (Haug & Stieglitz, 1997). In den letzten Jahren ist daher auch eine deutliche Zunahme der Nutzung des AMDP-Systems in diesem Bereich festzustellen. So wird z. B. das System in verschiedenen Vorschlägen zur psychiatrischen Untersuchung als wichtiges Hilfsmittel der Befunderhebung genannt (z. B. Neumann et al., 1984; Kind & Haug, 2002), in Lehrbüchern zur Darstellung der Psychopathologie verwendet (z. B. Möller et al., 2001; Freyberger & Stieglitz, 2004; Gastpar et al., 2002) sowie in Übersichten zu psychiatrischen Erhebungsinstrumenten aufgeführt (z. B. AMDP & CIPS, 1990; CIPS, 1996).

Diese weite Akzeptanz liegt u. a. in der Orientierung des Systems an der klassischen Psychopathologie begründet (vgl. Scharfetter, 1983) und hängt mit der „AMDP-Philosophie" zusammen, die gesamte Breite der Psychopathologie und nicht nur einzelne Teilaspekte zu erfassen.

Die weite Akzeptanz ergibt sich außerdem sicherlich noch aus den mit einem derartigen Dokumentationssystem verbundenen *Möglichkeiten und Vorteilen* (vgl. u. a. Fähndrich, 1979) wie
- Ausbildung in Psychopathologie,
- Vereinheitlichung des psychopathologischen Verständnisses der „Psychiater unterschiedlicher Schulen",
- Hilfe bei der Diagnosenfindung und -stützung,
- vergleichbare Dokumentation des Krankheits- und Therapieverlaufs,
- Bereitstellung eines Datenpools (Datenbank) für spezielle wissenschaftliche Fragestellungen und
- Möglichkeit zur multizentrischen Forschung.

Das AMDP-System hat in den letzten Jahren durch Entwicklungen im Bereich der Aus- und Weiterbildung sowie im Zusammenhang mit Überlegungen zur Qualitätssicherung weiter an Bedeutung gewonnen. So wird im Rahmen der *Facharztweiterbildung* empfohlen, psychopathologische Kenntnisse durch Teilnahme an AMDP-Trainingsseminaren zu erwerben, wozu auch die Vermittlung von Gesprächstechniken gehört (Berger & Stieglitz, 1997).

Auch im Kontext der zunehmenden Bedeutung der *Qualitätssicherung* für die klinische Praxis zeigen sich Möglichkeiten des AMDP-Systems. Mit der Forderung der Dokumentation der Prozess- und Ergebnisqualität gilt es zu zeigen, dass adäquate diagnostische Maßnahmen zur Anwendung gekommen sind (Prozessqualität) und dass durch die Behandlung klinisch bedeutsame Veränderungen erreicht werden konnten (Ergebnisqualität). Unter beiden Aspekten kann dem AMDP-System eine wichtige Funktion zukommen, was sich auch darin zeigt, dass das System als fakultatives Instrument im Rahmen der Basisdokumentation der Deutschen Gesellschaft für Psychiatrie, Psychotherapie und Nervenheilkunde (DGPPN) empfohlen wird (Cording et al., 1995). Über konkrete Erfahrungen in der Anwendung in diesem Bereich berichten Schaub et al. (1997).

Auf die unterschiedlichen *diagnostischen Anwendungsmöglichkeiten* des AMDP-Systems wurde von Stieglitz et al. (1997) hingewiesen. Dies betrifft die Möglichkeit der Diagnostik auf Symptom- und Syndromebene als wesentliche Aspekte. Letzteres spielt vor allem im Rahmen von Studien zur Quantifizierung des Schweregrades im Querschnitt wie im Verlauf eine wichtige Rolle (z. B. Stärke des depressiven oder manischen Syndroms). Im Anhang sind daher auch die für das AMDP-System relevanten Syndrome und ihre Berechnung enthalten (vgl. S. 107 ff.). Weiterhin konnte auch gezeigt werden, dass mit Hilfe des AMDP-Systems für einige der in den aktuellen Klassifikationssystemen aufgeführten Störungsgruppen zusätzlich eine klassifikatorische Diagnostik möglich ist (z. B. depressive Störung, manische Störung, schizophrene Störung, dementielle Störung; vgl. Haug & Stieglitz, 1997).

Die Synopsis der bisher vorliegenden Arbeiten zum System zeigt, dass das AMDP-System im Hinblick auf eine Vielzahl psychometrisch-methodischer wie inhaltlich-pragmatischer Kriterien in der Anwendung als überprüft und als hinreichend abgesichert angesehen werden kann (vgl. Baumann & Stieglitz, 1989, 1997). Dies betrifft vor allem die unterschiedlichen Validitätsbelege des Systems, d. h. Hinweise auf vielfältige Anwendungsbereiche.

2 Entwicklung des Interviewleitfadens

2.1 Hintergrund

Nach Westhoff und Kluck (1998) existieren in der Psychologie seit vielen Jahren Untersuchungen, die belegen, dass ungeplante oder schlecht vorbereitete Gespräche fehlerhafte und verzerrte Informationen zur Folge haben, auch wenn sie von Experten durchgeführt werden. Leitfäden zur Gesprächsführung werden anfänglich oft als überflüssig angesehen. Erst die Erfahrung eigener Hilflosigkeit führt zu einer Einstellungsänderung. Ähnlich stellt sich die Situation auch in der Psychiatrie dar.

Klinische Erfahrungen und empirische Studien haben wiederholt zeigen können, dass ein *freies Interview* oft den Merkmalsbestand des AMDP-Systems mit seinen 100 psychischen und 40 somatischen Symptomen nur unzureichend erfasst. Dabei wurde immer wieder beobachtet, dass Symptome nicht oder nur unzureichend exploriert wurden, so dass eine zuverlässige Entscheidung über das Vorliegen oder Nicht-Vorliegen eines Symptoms oft kaum möglich war. Zudem wird auch oft vergesen, bestimmte Symptome zu explorieren. Auf Grund dieser Erfahrungen und der in den vorausgehenden Abschnitten besprochenen möglichen Fehlerquellen im diagnostischen Prozess wurde für das AMDP-System die Form eines sog. *halbstrukturierten Interviews/halbstrukturierter Interviewleitfadens* gewählt.

Unter einem halbstrukturierten Interview wird eine Vorgehensweise verstanden, bei der Inhalte, Umfang und Art der Fragen festgelegt werden. Es erlaubt dem Untersucher jedoch eine situationsangepasste Exploration:
- Veränderung des Wortlauts einzelner Fragen,
- Erläuterung von Fragen,
- Auslassen von Fragen, wenn diese bereits beantwortet worden sind,
- Zusatz- und Ergänzungsfragen,
- gezieltes Nachfragen sowie
- Veränderung der Reihenfolge der Fragen (Anpassung an den Gesprächsverlauf).

Der Begriff „halbstrukturiert" wurde zudem gewählt, um eine Abgrenzung zu den im Bereich der klassifikatorischen Diagnostik eingesetzten Verfahren zu erreichen, deren Strukturierungsgrad größer ist (vgl. auch Stieglitz & Freyberger, 2004 sowie Kapitel 1.4).

Für das AMDP-System wurde ein derartiger halbstrukturierter Interviewleitfaden zudem aus weiteren Gründen gewählt:
- Das Interview soll auch in der klinischen Routine anwendbar sein.
- Das Interview soll dem Untersucher und dem Patienten Freiraum im Gespräch lassen.
- Es soll vermieden werden, eine sterile und künstliche Befragungssituation zu schaffen.

Mit dem vorliegenden Interview soll somit die Möglichkeit einer verbesserten Informationserhebung erreicht werden, verbunden mit den Vorteilen eines natürlich ablaufenden Gesprächs.

2.2 Vorüberlegungen

Der Konstruktion des Interviews wurden die allgemeinen Überlegungen von Hron (1982) und Bortz (1984) zur Entwicklung von Interviews zu Grunde gelegt. Bei der Formulierung der Fragen wurde versucht, sich möglichst eng an die Definitionen der Begriffe im Manual (AMDP, 2007) zu halten. Bezüglich der Art der Fragen werden in der Literatur unterschiedliche Typen genannt (vgl. u. a. Bellebaum, 1976; Hron, 1982). Im vorliegenden Interview wurden in der Regel so genannte *offene Fragen* (vgl. Hron, 1982; Othmer & Othmer, 1994) gewählt, d. h. der Patient unterliegt keinerlei Beschränkung hinsichtlich seiner Antwort. Inhalt, Form, Spezifität und Ausführlichkeit der Antwort liegen ganz in seinem Ermessen. In seltenen Fällen wurden *geschlossene Fragen* (z. B. Alternativfragen) festgelegt, deren Beantwortung jedoch auch dann weiter exploriert werden muss.

Außerdem wurde versucht, entsprechend den Vorschlägen von Hron (1982) sowie Schmidt und Kessler (1976) vorzugehen, d. h.
- einfache Formulierungen zu verwenden,
- eindeutige Fragen zu stellen,

- den Befragten mit dem Inhalt der Frage nicht zu überfordern,
- konkrete statt allgemeine Fragen zu stellen,
- neutrale statt suggestive Fragen zu stellen,
- die Alltagssprache zu verwenden,
- keine doppelten Verneinungen zu verwenden,
- keine Fachausdrücke oder Fremdworte zu benutzen und
- die Fragen anschaulich zu formulieren.

In Tabelle 4 findet sich eine Zusammenstellung und Übersicht, der im Interviewleitfaden verwendeten Fragentypen. Einen be-

Tabelle 4:
Fragentypen im AMDP-Interviewleitfaden

Fragentyp	Erläuterung und Beispiel
Einleitungsfrage	Gab es in den letzten Tagen irgendwelche körperlichen Beschwerden, die Sie bei sich beobachtet haben?
Überleitende Frage	Sie haben vorhin davon gesprochen, dass Sie sich nichts mehr zutrauen. Hat Ihr Leistungsvermögen in letzter Zeit nachgelassen?
Präzisierungsfrage, Erläuterungsfrage	Können Sie bitte noch etwas genauer beschreiben, was Sie unter ... verstehen?
Kontrollfrage	Sie haben vorhin berichtet, dass ... Können Sie sich noch erinnern, was Sie mir genau gesagt haben?
Offene Frage	Habe ich irgendetwas vergessen, Sie zu fragen?
Verständnisfrage	Das habe ich nicht ganz verstanden. Können Sie mir das genauer erklären?
Bestimmungsfrage	Welches Datum haben wir heute?
Ja-Nein-Frage	Hat sich in letzter Zeit Ihre Wahrnehmung irgendwie verändert?

sonderen Stellenwert in diesem Kontext nimmt die sog. *Suggestivfrage* ein, die oft kritisiert bzw. als ungünstig bewertet wird (vgl. auch Kapitel 3.3.2.2). Unter Suggestion versteht man allgemein eine Art von Beeinflussung, die Evozierung einer kognitiven Verzerrung. Bei einer Suggestivfrage wird nach Volpert (2003) eine Person veranlasst, einer bestimmten Richtung zu folgen, obwohl prinzipiell andere Reaktionsmöglichkeiten bestehen; man lässt somit der Person keine andere Wahlmöglichkeit. Besonders bei schwachen oder gar nicht vorhandenen Gedächtnispräsentationen wird dann ein erfragtes Phänomen (eher) übernommen (Beispiele: „Und dann haben Sie doch sicherlich etwas an der Wand gesehen"; „Wenn Sie Stimmen gehört haben, kennen Sie doch sicherlich auch das Hören von Geräuschen?", „Sie kennen doch sicherlich das Gefühl, dass die Stimmung auf und ab geht?"). Suggestivfragen sind zwar, wenn möglich, zu vermeiden bzw. auf ein Minimum zu reduzieren. Gerade bei der Erfassung psychopathologischer Phänomene lässt es sich jedoch oft nicht vermeiden, derartige Fragen zu stellen (z. B. beim Erfragen von Sinnestäuschungen). Wichtig ist dann aber, sich bei Zustimmung durch den Patienten die Beschwerden genauer schildern zu lassen und sich auch Beispiele geben zu lassen (z. B. „Können Sie mir das etwas genauer beschreiben?", „Haben Sie ein Beispiel dafür?").

2.3 Entwicklungsschritte

Das Interview wurde konzipiert auf Grund
– der Beobachtung zahlreicher Interviews zur Erhebung des Psychopathologischen und Somatischen Befundes mit dem AMDP-System,
– der Diskussionen in einer Vielzahl von Trainingsseminaren zum AMDP-System und
– nicht zuletzt jahrelangen eigenen praktischen Erfahrungen mit dem AMDP-System.

Hinzugezogen wurden auch bei dieser Auflage wiederum Hinweise aus Lehrbüchern (Bleuler, 1983; Tölle & Windgassen, 2002), Leitfäden psychiatrischer Untersuchungen (Neumann et al., 1984; Kind & Haug, 2002) sowie Glossarien psychopathologischer Begriffe (Scharfetter, 2002).

Die Fragen wurden entsprechend den AMDP-Merkmalsbereichen (vgl. Kapitel 4) gruppiert. Jeder Bereich wurde durch eine Einstiegsfrage eingeführt, in der zunächst der zu erfragende Sachverhalt erläutert wird.

Bei der Strukturierung der Abfolge der Merkmalsbereiche und Einzelfragen wurde auf ein lineares Vorgehen nach einem festen Ablaufschema zu Gunsten eines *verzweigten Vorgehens* verzichtet (vgl. zur Definition Schmidt & Kessler, 1976), d. h. mit einer möglichst großen Ähnlichkeit zu einer natürlichen Gesprächssituation. Jeder Merkmalsbereich kann als möglicher Einstieg in das Interview dienen. Die weitere Abfrage ist frei und ergibt sich aus dem weiteren Gesprächsverlauf.

2.4 Aufbau und Struktur

Das Interview gliedert sich in einen freien Teil zu Beginn des Gesprächs, den halbstrukturierten Interviewteil sowie einen freien Schlussteil (vgl. auch Tabelle 5).

Der *freie Teil zu Beginn des Gesprächs* dient der Kontaktaufnahme mit dem Patienten („warming up"), der Information des

Tabelle 5:
Aufbau des Interviewleitfadens

Teile	Ziel
Beginn des Gesprächs	Information über Ziel des Gesprächs, Aufbau einer Beziehung zum Patienten, freie und spontane Schilderung der Symptomatik durch den Patienten
Halbstrukturierter Interviewteil	Systematische Erfassung der Symptome der AMDP-Merkmalsbereiche
Schlussteil	Synopsis der Symptomatik, Möglichkeit des Patienten, weitere für ihn wichtige Beschwerden oder Probleme anzusprechen

Patienten über das Ziel des Gesprächs sowie dem Einstieg in seine momentane Problematik/Symptomatik. Es soll zudem beim Patienten das Interesse am Gespräch geweckt und eine eventuelle Hemmung abgebaut werden. Bei Aufzeichnung des Gesprächs (z. B. Video) ist eine Erläuterung über Sinn und Zweck der Aufnahme notwendig sowie das schriftliche Einverständnis des Patienten einzuholen.

Dem Patienten sollte zunächst Gelegenheit gegeben werden, völlig frei über seine Beschwerden und Beeinträchtigungen zu berichten, d. h. er sollte selbst entscheiden können, in welcher Weise er seine Probleme vorträgt. Der Interviewer bekundet in dieser Phase sein Interesse (z. B. durch zustimmendes Kopfnicken), ohne jedoch detailliert nachzufragen oder zu unterbrechen. Später dann werden die einzelnen Merkmalsbereiche unter Bezugnahme auf die bereits berichteten Beschwerden gezielt exploriert.

Es ist darauf zu achten, was der Patient spontan berichtet, was ihn bewegt, was nicht. Auf Seiten des Untersuchers geht es darum, dem Patienten zu vermitteln, seine Beschwerden verstehen zu wollen.

Bei Patienten, die sich weder krank fühlen, noch motiviert an einem Gespräch teilnehmen, sollte dieser freie Teil, der in der Regel meist nicht länger als fünf Minuten dauert, deutlich verlängert werden, um in eine Beziehung mit dem Patienten zu gelangen, die es ihm ermöglicht, auch gezielte Fragen zu beantworten. Wie man mit misstrauischen, ablehnenden Patienten in ein exploratives Gespräch kommt, kann man nicht „aus einem Buch" erlernen. Dies bedarf eines gezielten Trainings am Beispiel eines erfahrenen Vorbildes, durch Rollenspiele oder mit Hilfe von Videoaufnahmen im Rahmen der psychiatrischen Ausbildung (vgl. auch Kapitel 3.3.3 Hinweise im Umgang mit schwierigen Situationen).

Hinsichtlich des *Beginns des eigentlichen Interviews* (Interviewteil) lassen sich zwei Fälle unterscheiden:
1. *Erstinterview*
   Bei der ersten Kontaktaufnahme zum Patienten empfiehlt es sich, die Anfangsphase des Interviews etwas länger zu halten.

Zunächst sollte der Sinn und Zweck des Interviews erläutert werden (z. B. „Ich möchte Ihnen jetzt einige Fragen zu Ihrem Befinden und Problemen stellen, um Sie besser verstehen zu können").
Die Exploration kann dann mit folgenden Fragen eröffnet werden:
- „Wie lange sind Sie schon bei uns in der Klinik?"
- „Was für einen Grund gab es für die Aufnahme?"
- „Warum sind Sie zu uns gekommen?"

2. *Wiederholungsinterview*
Auch hier bedarf es einer kurzen Erläuterung über den Sinn und eines Hinweises darauf, warum das Gespräch nochmals durchgeführt wird und eventuell gleiche Fragen noch einmal gestellt werden (z. B. „Einige Fragen werden Ihnen vielleicht bekannt vorkommen, aber ich möchte sehen, ob sich etwas verändert hat").
Die gezielte Exploration kann mit folgenden Fragen eingeleitet werden:
- „Wie ist es Ihnen in den letzten Tagen gegangen?"
- „Welche Beschwerden und Beeinträchtigungen hatten Sie in den letzten ... Tagen?"

Es ist insbesondere immer wieder darauf zu achten, dass sich der Patient darüber im Klaren ist, auf welchen *zeitlichen Bezugsrahmen* sich die Symptom- und Beschwerdenerfassung erstrecken soll (vgl. auch Kapitel 3.3.1). Unter Umständen ist dies mehrfach während des Interviews zu wiederholen, wenn der Eindruck entsteht, dass der Patient nicht mehr weiß, ob er z. B. die letzten acht Tage als Bezugsrahmen nehmen soll oder ob er überhaupt über Beschwerden berichten soll, die er jemals gehabt hat (z. B. „Haben Sie ... auch in den letzten 8 Tagen gehabt?"). Es sei an dieser Stelle nochmals ausdrücklich betont, dass es sich beim aktuellen psychopathologischen Befund um den Querschnittsbefund einer zuvor definierten Zeitperiode handelt. Dies muss dem Patienten daher auch immer wieder im Gesprächsverlauf deutlich gemacht werden!

Die spontan berichteten Beschwerden im freien Teil dienen dann als Ausgangspunkt und Einstieg für die gezielte Exploration (halbstrukturierter Interviewteil). Im nachfolgenden Interview ist jeder Merkmalsbereich in drei Teile gegliedert: Allgemeine Vorbemerkungen, Einstiegsfragen und spezielle Fragen zu den Symptomen.

1. Allgemeine Vorbemerkungen

In den jeweiligen Allgemeinen Vorbemerkungen finden sich besonders zu beachtende Punkte der einzelnen Merkmalsbereiche. Dies betrifft z. B. Hinweise auf eventuell schwierige Punkte in der Befragung oder welche Informationsquellen besonders zu berücksichtigen sind.

2. Einstiegsfragen

Für jeden Merkmalsbereich werden spezielle Fragen formuliert, die den Einstieg in diesen erleichtern sollen. Sie sind als Hilfe und Anregung gedacht, sind jedoch nicht verbindlich.

Bei den Einstiegsfragen handelt es sich meist um offene Fragen, um den Patienten zu ermutigen, seine Erfahrungen und sein Erleben in eigenen Worten zu beschreiben.

Die Einstiegsfrage kann bei einigen Merkmalsbereichen jedoch auch die Funktion einer so genannten *„Filterfrage"* (Bortz, 1984) haben, deren Beantwortung davon abhängt, ob spezielle Fragen weiter gestellt werden müssen oder zu einem anderen Bereich übergegangen werden kann. Sie hat somit auch die Funktion einer sog. *Sprungregel*. Von daher sind die Antworten des Patienten darauf sorgfältig abzuwägen, um nicht bestimmte Aspekte zu übersehen. In Zweifelsfällen sollten daher auch spezielle Fragen gestellt werden, auch wenn sich zunächst keine expliziten Hinweise auf Beeinträchtigungen in diesem Bereich ergeben.

3. Spezielle Fragen zu den Symptomen

Aus Tabelle 6 ist exemplarisch die Struktur des Aufbaus für die einzelnen Symptome zu erkennen. In der *linken Spalte* sind die AMDP-Symptome mit der Nummer in der Originalbezeichnung

Tabelle 6:
Auszug aus dem Interviewleitfaden

Symptom	SF	Beispielfrage und/oder Anmerkungen
5. Zeitliche Orientierungsstörung	S	– „Wann sind Sie in die Klinik gekommen?" (genaues Datum) – „Welches Datum haben wir heute?" (Tag, Monat, Jahr) – „Welche Jahreszeit haben wir jetzt?"
6. Örtliche Orientierungsstörung	S	– „Können Sie mir sagen, wo wir hier sind?" – „In welcher Stadt sind wir hier?" (in größeren Städten: Stadtteil)

aufgeführt. In der *rechten Spalte* befinden sich Hinweise oder Beispielfragen für die einzelnen Symptome.

Diese haben sich in der Praxis als sinnvoll erwiesen, können jedoch modifiziert oder durch andere ersetzt oder erweitert werden. Für einige Symptome finden sich mehrere Beispielfragen, von denen jedoch nur eine gestellt werden braucht. Symptome, zu denen keine Beispielfragen formuliert wurden, basieren auf reiner Fremdbeurteilung (Verhaltensbeobachtung).

In der *mittleren Spalte* wird versucht, dem Interviewer Hinweise zu geben, auf welcher *Informationsgrundlage* sein Urteil zu basieren hat. Das AMDP-System gehört in die Gruppe der so genannten Fremdbeurteilungsverfahren (vgl. hierzu auch Stieglitz et al., 2001). Die Beurteilung von Symptomen basiert jedoch meist auf dem Verhalten und/oder dem Erleben des Patienten und stützt sich auf eigene Beobachtungen des Untersuchers und/oder Angaben des Patienten (AMDP, 2007). Prinzipiell können die in Abbildung 1 aufgeführten Informationen zur Bewertung der einzelnen AMDP-Symptome herangezogen werden.

Von Woggon (1979) wurde versucht, die einzelnen Symptome danach zu differenzieren, ob es sich bei ihnen um so genannte *Selbst- oder Fremdbeurteilungssymptome* handelt, oder aber die Beurteilung auf einer gemischten Beurteilung basiert (Selbst-

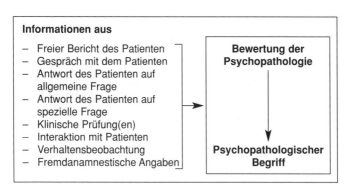

Abbildung 1:
Unterschiedliche Informationen als Basis des Beurteilungsprozesses im AMDP-System

und Fremdbeurteilung). Diese Überlegungen wurden in der Folgezeit im Rahmen der Weiterentwicklung des AMDP-Systems intensiv diskutiert und erstmals explizit in die 5. Auflage des Manuals aufgenommen (AMDP, 1995). In der praktischen Anwendung zeigte sich jedoch, dass die gewählte Differenzierung sich nur schwer durchhalten ließ und in der 8. Auflage wurde daher eine Vereinfachung vorgenommen (AMDP, 2007). Dabei wurde von folgenden Überlegungen ausgegangen: Unterschieden wird nur noch danach, auf Grund welcher Informationen die Bewertung eines einzelnen Items durch den Untersucher zu erfolgen hat. Drei Möglichkeiten sind denkbar:

S: nur explizite Selbstaussagen des Patienten zu einem bestimmten Phänomen ermöglichen dessen Bewertung (z. B. gehemmtes Denken),
F: nur durch Fremdbeobachtungen durch Dritte (meist Interviewer, aber auch z. B. Pflegepersonal, Angehörige) lässt sich ein Phänomen beurteilen, weil es dem Patienten selbst als „Störung" gar nicht zugänglich ist (z. B. Neologismen),
SF: Selbstaussagen und/oder Fremdbeobachtungen durch Dritte können als Beurteilungsgrundlage dienen (z. B. antriebsarm).

Tabelle 7:
Klassifizierung der AMDP-Symptome nach der Beurteilungsgrundlage

Merkmalsbereich	Anzahl Symptome	S-Symptome	F-Symptome	SF-Symptome
Bewusstseinsstörungen	4	1	2	1
Orientierungsstörungen	4	4	0	0
Aufmerksamkeits- und Gedächtnisstörungen	6	1	1	4
Denkstörungen	12	3	7	2
Befürchtungen und Zwänge	6	5	0	1
Wahn	14	13	0	1
Sinnestäuschungen	6	6	0	0
Ich-Störungen	6	6	0	0
Störungen der Affektivität	21	9	5	7
Antriebs- und Psychomotorische Störungen	9	1	5	3
Circadiane Besonderheiten	3	0	0	3
Andere Störungen	9	2	0	7
Summe	100	51	20	29

Anmerkung: S: Informationsquelle sind Aussagen und Angaben des Patienten zur Symptomatik, Thema; F: Informationsquelle sind Beobachtungen Dritter (meist Interviewer, aber auch z. B. Pflegepersonal, Angehörige); SF: S und/oder F

In Tabelle 7 findet sich eine Übersicht zur Verteilung der einzelnen Symptome in den Merkmalsbereichen hinsichtlich dieser Unterscheidungen. Bezüglich der sog. F-Symptome ist auf

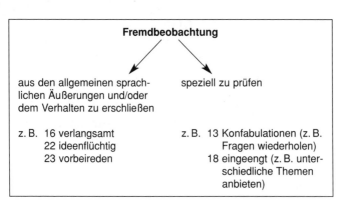

Abbildung 2:
AMDP-Fremdbeobachtungsitems

Folgendes hinzuweisen: Diese lassen sich einerseits aus allgemeinen Äußerungen und/oder dem Verhalten erschließen bzw. sind nach Durchführung spezieller Prüfungen zu bewerten (vgl. Abbildung 2). In Tabelle 8 findet sich eine Zusammenstellung der mit F gekennzeichneten Symptome.

Die Unterscheidung der Symptome nach S, F und SF soll dem Interviewer und Rater somit Hilfestellung geben, die Aufmerksamkeit auf die jeweils relevanten Aspekte zu lenken, die den einzelnen Beurteilungen zu Grunde liegen. Auf Grund der Einschätzung der Symptome bezüglich dieser drei Kategorien durch erfahrene Kliniker wurden die Symptome wie folgt einer der drei Kategorien zugeordnet: 51 % S, 20 % F und 29 % SF. Durch diese differenzierte Beschreibung der Beurteilungsgrundlage könnte nach Woggon (1979) eine verlässlichere Beurteilung der Symptome möglich werden. Dieser Gedanke wurde daher auch bei der Konzipierung des Interviewleitfadens explizit berücksichtigt. An dem hohen Anteil von S- bzw. SF-Symptomen wird weiterhin deutlich, wie hoch der Stellenwert eines gezielten Interviews, der gezielten Exploration ist, um diese Phänomene überhaupt beurteilen zu können.

Das Interview wird mit einem *freien Teil* beendet, in dem der Patient ermutigt wird, für ihn noch wichtige Dinge, die bisher

Tabelle 8:
Fremdbeobachtungssymptome des AMDP-Systems: ausschließlich aus dem Gespräch mit dem Patienten zu erschließen, nicht explizit zu explorieren

Merkmalsbereich	Symptome
Bewusstseinsstörungen	1 Bewusstseinsverminderung 2 Bewusstseinstrübung
Orientierungsstörungen	Keine
Aufmerksamkeits- und Gedächtnisstörungen	11 Konfabulationen
Formale Denkstörungen	16 verlangsamt 17 umständlich 19 perseverierend 22 ideenflüchtig 23 vorbeireden 25 inkohärent/zerfahren 26 Neologismen
Befürchtungen und Zwänge	Keine
Wahn	Keine
Sinnestäuschungen	Keine
Ich-Störungen	Keine
Störungen der Affektivität	59 ratlos 61 affektarm 70 klagsam/jammrig 76 parathym 79 affektstarr
Antriebs- und psycho-motorische Störungen	84 Parakinesien 85 maniriert/bizarr 86 theatralisch 87 mutistisch 88 logorrhoisch
Circadiane Besonderheiten	Keine
Andere Störungen	Keine

noch nicht besprochen worden sind, zu berichten. Dies hat sich aus verschiedenen Gründen als günstig erwiesen:
- Die Patienten berichten u. U. psychopathologische Phänomene, die im Gespräch noch nicht angesprochen wurden (mögliche Gründe: z. B. vergessen zu fragen; bestimmte bereits gestellte Frage wurde vom Patienten anders verstanden). Dies ist in sofern wichtig, da die klassische Psychopathologie natürlich mehr als die 100 AMDP-Symptome umfasst. Zum Vergleich sind z. B. allein in der ICD-10 über 400 psychopathologische Kriterien aufgeführt. Da auch diese wichtig sind für den psychopathologischen Befund, sollte also dem Patienten die Gelegenheit gegeben werden, darüber zu berichten.
- Dies kann u. U. daraus resultieren, dass der Patient erst im Laufe des Gesprächs Vertrauen zum Untersucher aufgebaut hat und erst jetzt bereit ist, über für ihn schwierig zu berichtende Dinge, die ihm vielleicht unangenehm sind, zu sprechen.
- Der Patient bekommt den Eindruck, dass er nicht nur „ausgefragt" wird, sondern auch selbst aktiv etwas beitragen kann und für ihn wichtige Dinge ansprechen kann.

Der Interviewleitfaden zentriert sich im Wesentlichen um die 100 Symptome des Psychischen und Teile des Somatischen Befundes. Das AMDP-System ermöglicht jedoch für spezielle wissenschaftliche Fragestellungen bei speziellem klinischen Interesse die Ergänzung relevanter Symptome in den Rubriken R1 bis R14 (R: Reserveitems) des Psychischen Befundes bzw. R1 bis R7 des Somatischen Befundes (vgl. AMDP-Manual). Gleiches ist natürlich auch möglich, wenn man es mit Patientengruppen zu tun hat, deren psychopathologische Symptomatik nicht optimal mit dem System abgebildet werden kann (z. B. Angststörungen, dissoziative Störungen). Da Symptome der R-Rubriken individuell variabel festgelegt werden, lassen sich hierfür keine Fragen vorgeben. Der Untersucher hat jeweils die Möglichkeit, Fragen selbst zu formulieren. Die anderen Fragen des Interviewleitfadens können ihm dabei Hilfestellung geben (vgl. auch allgemeine Hinweise im Kapitel 2.2).

3 Anwendung

3.1 Indikationsbereich

Das Interview wurde für den Merkmalsbestand des Psychischen und für Teile des Somatischen Befundes konzipiert. Die Erhebung der Informationen für die Anamnese sollte nach den entsprechenden Allgemeinen Richtlinien psychiatrischer Anamnesegespräche erfolgen (vgl. hierzu Freyberger et al., 2002; Stieglitz & Freyberger, 2004).

Das Interview hat verschiedene *Einsatzbereiche:*
- Klinische Routine,
- Routine-Dokumentation,
- Forschung sowie
- Ausbildung in Psychopathologie.

In der *Klinischen Routine* soll das Interview helfen, eine umfassende und vollständige Erfassung des psychopathologischen und somatischen Befundes zu ermöglichen, unabhängig davon, ob im Anschluss an das Interview die AMDP-Dokumentationsbelege ausgefüllt werden oder nicht.

In der *Routine-Dokumentation* (wie auch in Forschungsprojekten) soll zudem eine Erhöhung der Reliabilität der Daten angestrebt werden. Aber auch die Reduzierung der Markierungen „keine Aussage" (vgl. AMDP, 2006) ist Ziel des Interviews, indem für alle Symptome, die über die reine Fremdbeobachtung hinausgehen, Fragen vorgegeben werden. In Forschungsprojekten (z. B. Therapie- oder Verlaufsstudien) muss beim Somatischen Befund vor Interviewdurchführung entschieden werden, ob alle Symptome explizit erfragt werden sollen.

In *Forschungsprojekten* hat sich das AMDP-System in den 70er und 80er Jahren vor allem im Bereich der psychopharmakologischen Forschung bewährt (vgl. z. B. Fähndrich et al., 1983; Baumann & Stieglitz, 1983, 1989). Bei depressiven Erkrankungen lassen sich zudem durch geringfügige Ergänzungen von Fragen diejenigen Information erheben, die zum Ausfüllen z. B. der

Hamilton-Depressions-Skala (vgl. Hamilton, 1967; CIPS, 1996, 2005) notwendig sind.

Obwohl nicht zur klassifikatorischen Diagnostik entwickelt, lassen sich im Hinblick auf einige Kategorien der ICD-10 (Depressive Störung, Manische Störung, Schizophrene Störung, Organische Störung) die relevanten diagnostischen Kriterien mit dem System erfassen (vgl. hierzu auch Haug & Stieglitz, 1997). Da im deutschsprachigen Bereich die ICD-10 verpflichtend ist, seien kurz einige Anmerkungen hierzu gemacht.

Bei der Nutzung des AMDP-Systems für die *Diagnosestellung nach ICD-10* ist auf folgende Punkte zu achten (vgl. hierzu auch Dilling, 2002: ICD-10 Lexikon):
1. *Symptom-/Kriterienebene*
   – für einige Kriterien der ICD-10 gibt es deckungsgleiche Begriffe im AMDP-System (Beispiel: Schizophreniekriterien Gedankeneingebung, -entzug, -ausbreitung),
   – für einige Kriterien der ICD-10 gibt es zwar unterschiedliche Begriffe, jedoch mit gleicher Bedeutung (Beispiel: Schizophreniekriterium „danebenreden" entspricht bei AMDP dem Symptom „vorbeireden"),
   – für einige Kriterien der ICD-10 bedarf es gewisser Übersetzungsarbeit (Beispiel: depressive Episode verminderter Antrieb entspricht bei AMDP antriebsarm, gesteigerte Ermüdbarkeit entspricht bei AMDP dem Symptom „Störung der Vitalgefühle").
2. *Zeitkriterien*
   Da das AMDP-System die Festlegung flexibler Beurteilungszeiträume ermöglicht, ist die Umsetzung von Zeitkriterien der ICD-10 problemlos möglich (Beispiele: schizophrene Episode 4 Wochen, depressive Episode 2 Wochen, manische Episode eine Woche).

Einen wesentlichen Stellenwert hat das AMDP-System wie der Interviewleitfaden auch in der *Ausbildung in Psychopathologie* (vgl. z. B. Berger & Stieglitz, 1997). Beide gemeinsam ermöglichen eine umfassende Erfassung sowohl Beschreibung psychopathologischer als auch somatischer Symptome. Durch das Manual wird erreicht, dass psychopathologische Phänomene richtig bezeichnet werden, mit dem Interviewleitfaden werden die zur Erfassung notwendigen Fragen zur Verfügung gestellt.

Die *Dauer des Interviews* beträgt in Abhängigkeit von der Erfahrung des Interviewers, der Kooperationsbereitschaft des Patienten, vom Umfang der Psychopathologie und dem Schweregrad der Erkrankung ca. 40 bis 60 Minuten, was im Vergleich zu einem freien Interview (ca. 30 bis 40 Minuten) nur unwesentlich mehr Zeit bedarf, jedoch einen deutlich höheren Grad an Präzision mit sich bringt. Als verlängernde Faktoren zu nennen sind eine ausgeprägte Psychopathologie oder z. B. logorrhoische oder umständliche Patienten. Vor der Durchführung eines Interviews gilt dieses genau zu planen, wobei auf einige allgemeine Aspekte hinzuweisen ist (Kici & Westhoff, 2000). Die Gesprächszeit und -dauer sollte von vornherein genau festgelegt werden, ebenfalls der Ort, der möglichst frei von störenden Einflüssen sein sollte (z. B. keine Telefonate). Die eingeplanten Hilfsmittel und Materialien sollten rechtzeitig vorbereitet werden (z. B. Schreibmaterialien, Videoanlage).

3.2 Training

Die Anwendung des AMDP-Systems ist seit jeher eng an die Durchführung von Trainingsseminaren gebunden (vgl. z. B. Heimann & Rein, 1983), in welchem es immer auch um das Einüben von Strategien der Informationserhebung geht. Die Art und der Umfang eines Trainings des Interviews ist abhängig von dessen Anwendungsbereich. Soll das Interview in *Forschungsprojekten* eingesetzt werden, sind die Dokumentationsregeln zu beachten und einzuüben (AMDP, 2007), und es ist zudem ein umfassendes Training notwendig.

Die *Einarbeitung in das AMDP-System und das Interview* sollte in verschiedenen Schritten erfolgen:
(1) Einarbeitung in das AMDP-Manual (AMDP, 2007) mit Schwergewicht auf folgenden Punkten: Abbildungsgrundlage, Entscheidungslogik und Skalierung;
(2) Rating von mehreren Videos unter Supervision (vgl. AMDP, 2006);
(3) Einarbeitung in den Interviewleitfaden;

(4) Übung des Interviews im „Rollenspiel" sowie
(5) Interviewdurchführung unter Supervision.

Bei Anwendung in der *klinischen Routine* sind weniger strenge Kriterien anzulegen, insbesondere wenn auf die anschließende Benutzung der AMDP-Belege verzichtet wird. Jedoch auf ein (wenn möglich regelmäßig durchgeführtes) Training ist hier nicht zu verzichten, da auch die allgemeine psychopathologische Befunderhebung zuverlässig erfolgen sollte, da sie Teil der Krankengeschichte ist, u. U. noch nach Jahren bei Nachbehandlungen ein hinreichend differenziertes wie zuverlässiges Bild abgeben soll und bei diagnostischen Überlegungen im Nachhinein wichtig sein kann.

Für Interviewer, die bereits über AMDP-Erfahrungen verfügen, entfallen die Punkte (1) und (2). Anfänger können diese Erfahrungen durch die von AMDP angebotenen Trainingsseminaren erwerben (vgl. hierzu auch Trabert & Luderer, 1997; s. a. Anhang D, S. 117) oder durch klinikinterne Ausbildung unter Anleitung von AMDP-erfahrenen Kollegen. Jedoch auch diese sollten sich immer wieder mit dem AMDP-Manual beschäftigen, was auf Grund von Ergebnissen aus Interraterstudien zu fordern ist, da das Ausmaß der Interrater-Reliabilität auch bei AMDP-Erfahrenen nicht immer befriedigend hoch ist (vgl. Fähndrich & Renfordt, 1985; Stieglitz et al., 1988). So konnte wiederholt gezeigt werden, dass sich diese oft bei ihren Urteilen weniger eng an die

Tabelle 9:
Grundlagen des diagnostischen Prozesses im AMDP-System

- Festlegung des Beurteilungszeitraums (wichtig: alle Fragen und Aussagen des Patienten beziehen sich nur auf diesen Zeitraum).
- Besondere Beachtung derjenigen Symptome, die unbedingt exploriert werden müssen (sog. S-/SF-Symptome).
- Beachtung des Entscheidungsbaums, d. h. S-/SF-Symptome müssen so lange exploriert werden, bis Entscheidung möglich ist.
- Bei der Kodierung Nutzung des Manuals (Beachtung Definition, Erläuterungen und Beispiele, Hinweise zur Graduierung, abzugrenzende Begriffe).
- Auf das Schwellenproblem ist unbedingt zu achten, vor allem von „nicht vorhanden" nach „leicht".

Definitionen der Symptome des AMDP-Systems halten. Weitere Informationen zur Durchführung von Trainingsseminaren finden sich auch im Anhang D (vgl. S. 117).

Generell gilt es die in Tabelle 9 zusammengefassten Aspekte besonders zu berücksichtigen.

3.3 Durchführung

3.3.1 Allgemeine Einführung

Die Durchführung des Interviews setzt theoretische wie praktische Kenntnisse sowie Erfahrung in Psychopathologie ebenso voraus, wie die Vertrautheit und Erfahrung mit dem AMDP-System selbst. Vor einer routinemäßigen Anwendung ist ein *ausführliches Training* unabdingbar notwendig (vgl. hierzu auch Kapitel 3.2). Für die Beurteilung des jeweiligen Merkmals sind alle zur Verfügung stehenden objektiven wie subjektiven Informationen heranzuziehen (vgl. auch Kapitel 2.4), d. h.
- Informationen, die der Patient selbst liefert,
- Beobachtungen durch den Untersucher in der Interviewsituation selbst wie
- vorliegende Angaben von Dritten (z. B. Pflegepersonal, Angehörige).

Es ist daher notwendig, zu allen zu beurteilenden Merkmalen möglichst detaillierte Informationen einzuholen, was im Wesentlichen auch Ziel des vorliegenden Interviews ist. In der Praxis wird der Untersucher in bestimmten Situationen oft allein auf die von ihm erhobenen Informationen angewiesen sein, die daher umso sorgfältiger zu gewichten sind.

Hierbei kann dem Untersucher der *AMDP-Entscheidungsbaum* (vgl. Abbildung 3 in Kapitel 3.4) hilfreich sein. Er muss sich während der Informationserhebung bei jedem Symptom darüber klar werden, ob genügend Informationen zur Verfügung stehen, um zu einer Entscheidung hinsichtlich der vorgegebenen Antwortkategorien zu gelangen. Ziel ist es, jedes Symptom zu quantifizieren (von 0 = nicht vorhanden bis 3 = schwer). In einigen Fällen ist es jedoch trotz intensiven Bemühens des Untersuchers nicht möglich, zu einer zuverlässigen Bewertung zu gelangen (z. B. Patient antwortet nicht, Angaben sind nicht zu präzisieren). Für diese Fälle ist die Kategorie „keine Aussage" vorgesehen. Sie signalisiert, dass das entsprechende Symptom bei nächster Gelegenheit nochmals zu untersuchen ist!!

Zu Beginn der Befunderhebung muss klar sein, auf welchen *Beurteilungszeitraum* sich die Einschätzungen beziehen sollen (s. o.). Entsprechend dem Vorschlag von AMDP (2007) ist der psychopathologische und somatische Befund am Tag des Interviews jeweils ein Querschnittsbefund einer bestimmten Zeitperiode. Diese ist vor Beginn des Interviews festzulegen. Ist eine Dokumentation mittels AMDP-Belegen vorgesehen, so ist dieser Zeitraum im Kopf der Belege einzutragen. Wird keine spezifische Fragestellung verfolgt, empfiehlt AMDP (2007) einen *Beurteilungszeitraum* der „letzten drei bis vier Tage", jedoch auch andere Bereiche sind denkbar (z. B. in Abhängigkeit von festgelegten Messabständen im Rahmen einer Therapiestudie). Der festgelegte Beurteilungszeitraum muss dem Patienten zu Beginn erläutert werden. Im Verlauf des Gesprächs sollte auf diesen Zeitraum immer wieder hingewiesen werden (z. B. „Wie war es in den letzten ... Tagen?"). Da der Beurteilungszeitraum von großer Bedeutung ist, soll an dieser Stelle nochmals auf einige Aspekte explizit hingewiesen werden. In Tabelle 10 finden sich Kriterien und Hinweise, wie ein Zeitraum in Abhängigkeit von der Zielsetzung der Untersuchung festgelegt werden kann. In Tabelle 11 finden sich Hinweise auf unterschiedliche Probleme in Abhängigkeit von der Wahl des Beurteilungszeitraums. In der Regel empfiehlt es sich nicht, nur den aktuellen Zeitpunkt der Untersuchung zur Beurteilung heranzuziehen, da viele Phänomene doch eher fluktuieren (z. B. Stimmen, die nicht kontinuierlich vorhanden sind).

Spezielle Hinweise und Anmerkungen zur Durchführung von Interviews, die auf *Video* aufgezeichnet werden sollen (z. B. für multizentrische Interraterstudien), finden sich bei Mormont (1987). Insbesondere bei videodokumentierten Befunderhebungen ist eine schriftliche Einwilligungserklärung des Patienten notwendig, aus der für diesen klar hervorgeht, für welche Zwecke das Interview genutzt werden soll. Vor allem im Hinblick auf Trainings haben sich Videoaufzeichnungen bewährt.

Tabelle 10:
Beurteilungszeitraum im AMDP-System

Phase der Informationserhebung	Beurteilungszeitraum *Wichtig:* Festlegung abhängig von der Zielsetzung der psychopathologischen Befunderhebung!
Aufnahmebefund (z. B. bei stationärer Aufnahme)	– eher etwas größer halten (z. B. letzten 14 Tage) – auf keinen Fall nur die letzten Tage
Diagnosestellung	– orientiert sich an der jeweils interessierenden Diagnose – Beispiel: depressive Episode nach ICD-10 letzten 2 Wochen
Verlaufsdokumentation	– empfohlen: letzten 3 bis 4 Tage – wenn Vergleich mit anderen Instrumenten geplant (z. B. Selbstbeurteilungsverfahren), dann die „letzten 7 Tage"

Tabelle 11:
Problem des Beurteilungszeitraums

Zeitraum (z. B. letzten 7 Tage)	Zeitpunkt der Untersuchung	Erläuterung und Beispiele
+	+	Eher überdauernde Phänomene, d. h. Symptome, die vermutlich nicht oder weniger stark fluktuieren, eher konstant vorhanden sind, d. h. über den gesamten Zeitraum als auch aktuell zu beobachten sind. Beispiel: Wahn.
+	–	Symptome, die eher fluktuieren, nicht notwendigerweise im Beurteilungszeitraum immer vorhanden sein müssen. Beispiel: Sinnestäuschungen.

Tabelle 11 (Fortsetzung):
Problem des Beurteilungszeitraums

Zeitraum (z. B. letzten 7 Tage)	Zeitpunkt der Untersuchung	Erläuterung und Beispiele
–	+	Symptome, die nur aus der Untersuchungssituation heraus beurteilbar sind resp. für die fremdanamnestische Angaben zur Bewertung notwendig sind. Beispiel: affektstarr, affektarm, verlangsamt.
–	–	Für den aktuellen psychopathologischen Befund nicht relevant, da in früheren Episoden vorhanden. Beispiel: Patient gibt an, früher einmal Stimmen gehört zu haben.

Anmerkung: +: Symptom vorhanden; –: Symptom nicht vorhanden

Das AMDP-System ist kein starr anzuwendendes Instrument. Es bietet vielmehr bzw. verlangt sogar eine Anpassung entsprechend der jeweiligen Untersuchungssituation bzw. Bedürfnissen des Untersuchers (vgl. Tabelle 12).

Tabelle 12:
Praktische und flexible Anwendung des AMDP-Systems

- Anpassung an die Situation des einzelnen Patienten (z. B. bei starker Belastung des Patienten Aufteilung auf 2 Sitzungen).
- Anpassung an die Untersuchungssituation (z. B. in Aufnahmesituation unter Zeitdruck nur die wichtigsten Symptome erfragen).
- Anpassung an spezielle Bedingungen, Fragestellung (z. B. Selbst- und/oder Fremdgefährdung; vgl. Stieglitz & Ermer, 2004).
- Nur Syndrome von Interesse (= 70 Symptome).
- Ergänzung um R1- bis R14-Symptome (Psychischer Befund) bzw. R1- bis R7-Symptome (Somatischer Befund), d. h. um das AMDP-System erweiterte Symptome, die besonders interessieren (z. B. bei bestimmten Forschungsprojekten, bei bestimmten Patientengruppen).

3.3.2 Spezielle Hinweise

3.3.2.1 Ablauf des Interviews

Neben den im Kapitel 4 zusammengestellten Fragen zu den einzelnen Symptomen sind einige allgemeine Punkte bei der Interviewführung zu bedenken, auf die im Folgenden kurz hingewiesen werden soll:

1. Das Interview beginnt mit der so genannten *Einleitungs- oder „Warming up"-Phase* (ca. 5 Minuten), an die sich die Exploration der Symptome der einzelnen Merkmalsbereiche anschließt. In dieser Phase geht es hauptsächlich darum, einen Kontakt zum Patienten herzustellen, ihn für das Gespräch zu motivieren und ihn anzuregen, über seine Probleme und Schwierigkeiten zu berichten. Der Patient sollte in dieser Phase den Gang des Gesprächs weitgehend selbst bestimmen. Der Untersucher sollte statt zu fragen zunächst zuhören und den Patienten beobachten. In dieser Phase des Gesprächs sollte auch das Ziel und die zur Verfügung stehende Zeit genannt werden. Der Untersucher signalisiert sein Interesse durch Blickkontakt, Nicken oder kurze Äußerungen (s. a. Dittmann, 1996).

2. Die *Reihenfolge der Bereiche*, die zu explorieren sind, ist nicht festgelegt und sollte sich auf Grund der ersten Eindrücke und den freien Schilderungen des Patienten in der Warming-up-Phase ergeben. Meist werden die für den Patienten besonders belastenden Beschwerden zunächst genannt und sollten daher im weiteren Gespräch dann genauer besprochen werden. Ergibt sich jedoch kein zwingender Ablauf des Gesprächs, so bietet sich die in Tabelle 13 vorgeschlagene Reihenfolge an, wobei bestimmte inhaltlich zusammengehörige Merkmalsbereiche auch möglichst gemeinsam erfragt werden sollten, um einen harmonischen und flüssigen Gesprächsablauf zu erreichen.

3. Die einzelnen Merkmalsbereiche sollten *nicht „mechanisch"* nacheinander abgefragt werden, sondern sich dem natürlichen Gesprächsverlauf anpassen. Der Interviewer sollte auf Themen, die vom Patienten angesprochen werden, eingehen. Er sollte nicht versuchen, einen bestimmten, von ihm geplanten Ablauf um jeden Preis durchzusetzen.

Tabelle 13:
Vorschläge zur Exploration zusammenhängender Merkmalsbereiche

Komplex	Merkmalsbereiche
1	– Affektive Störungen – Circadiane Besonderheiten – Antriebs- und psychomotorische Störungen – Befürchtungen und Zwänge
2	– Bewusstseinsstörungen – Orientierungsstörungen – Aufmerksamkeits- und Gedächtnisstörungen – Denkstörungen
3	– Wahn – Sinnestäuschungen – Ich-Störungen
4	– andere Störungen – Somatische Symptome

4. Eine übertriebene *Fixierung auf den Interviewleitfaden* sollte ebenfalls vermieden werden. Sie ist einerseits für die Interaktion mit dem Patienten ungünstig, andererseits besteht die Gefahr, die Breite des Spektrums erfassbarer Symptome durch Oberflächlichkeit zu ersetzen (Hron, 1982).
5. Alle Bereiche müssen im Laufe des Interviews abgehandelt werden, d. h. zu allen Bereichen müssen zumindest die vorgeschlagenen *Einstiegsfragen* gestellt werden, um zu prüfen, ob in diesem Bereich überhaupt eine Symptomatik vorliegt.
6. Ergeben sich in einem Merkmalsbereich (z. B. „Wahn", „Sinnestäuschungen") auf Grund der Eingangsfrage keine Hinweise auf das Vorliegen von Symptomen, so brauchen die darunter aufgeführten Symptomfragen nicht weiter gestellt werden. Es kann dann *zum nächsten Merkmalsbereich übergegangen* werden.
7. Ergeben sich im Verlauf des Interviews Hinweise auf Auffälligkeiten in bereits besprochenen oder übersprungenen Berei-

chen, so müssen diese erneut aufgegriffen und detailliert *nach-exploriert* werden.
8. Ist ein Bereich exploriert, so bieten sich *Überleitungen* auf andere Themenbereiche mit folgenden Hinweisen an:
   - „Ich möchte jetzt auf ein ganz anderes Thema zu sprechen kommen."
   - „Ich möchte Sie jetzt noch einmal etwas ganz anderes fragen."

3.3.2.2 Interviewerverhalten

Auch wenn in Kapitel 4 die zur Informationserhebung notwendigen Fragen zu den einzelnen Symptomen zusammengestellt sind, werden an den Interviewer bestimmte Anforderungen hinsichtlich der Gesprächsführung gestellt.

Zunächst einmal sollte der Untersucher *allgemeine Prinzipien* beachten wie
- dem Patienten viel Platz lassen, über seine Beschwerden zu berichten,
- eine zugewandte Haltung einnehmen,
- Interesse zeigen, Unterstützung durch non-/paraverbale Äußerungen (z. B. Kopfnicken) signalisieren,
- dem Patienten Zeit zum Überlegen lassen,
- eine adäquate Sprache wählen,
- Polarisierungen, Konfrontationen vermeiden,
- das gemeinsame Interesse im Hinblick auf die Klärung von Problemen, die gemeinsame Suche nach Lösungen betonen.

Weiterhin gilt es, Vorgehensweisen des Untersuchers danach zu unterscheiden, ob sie zur Strukturierung des Gesprächs oder aber zur Präzisierung der erhaltenen Informationen dienen (vgl. zur Unterscheidung auch Othmer & Othmer, 1994). Durch die *Strukturierung* soll erreicht werden, dass das Gespräch möglichst einen natürlichen, harmonischen Verlauf hat, vor allem aber auch möglichst nicht unnötig lang wird. Fragen zur *Präzisierung* dienen dazu, die vom Patienten genannten Beschwerden und Probleme richtig zu verstehen und dann entsprechend dem Entscheidungsbaum die richtigen Bewertungen vornehmen zu können.

Strukturierung

- Allgemein empfiehlt sich, mit eher *unverfänglichen Bereichen* zu beginnen. Hierzu zählen z. B. Fragen zur allgemeinen Befindlichkeit oder zur Stimmung (vgl. auch Tabelle 13).
- Bei Symptomen oder Beschwerden, die vom Patienten spontan angesprochen werden, die aber gerade nicht in das Gespräch passen, sollte *auf später verwiesen* werden (z. B. „Sie haben eben auch ... angesprochen. Darauf möchte ich später nochmals genauer zurückkommen").
- Es ist darauf zu achten, *inhaltlich zusammengehörige Bereiche* auch gemeinsam zu explorieren, da dann Überleitungen leichter gelingen (z. B. Schlafstörungen und Grübeln).
- *Überleitungen auf andere Themen* ergeben sich oft durch die Beziehung der Themen untereinander, müssen jedoch u. U. auch herbeigeführt werden, um das Gespräch nicht zu lang werden zu lassen und sich auf das Wesentliche zu konzentrieren.
- *Sensible Bereiche* wie z. B. Orientierungsstörungen, Suizidalität, Wahn oder Halluzinationen müssen besonders vorsichtig eingeführt werden.
- Bereits vom Patienten angesprochene *Beschwerden* sollten an geeigneter Stelle *noch einmal aufgegriffen* werden, wenn eine nähere Abklärung notwendig ist (z. B. „Sie haben vorhin davon gesprochen, schlecht zu schlafen. Vielleicht können wir uns darüber noch etwas genauer unterhalten?"; „Wir haben vorhin bereits kurz über ... gesprochen, ich muss dazu noch einmal etwas genauer nachfragen").
- Das Vorliegen eines Symptoms, das direkt oder indirekt bereits im Gespräch geklärt wurde, sollte nicht noch einmal abgefragt werden.
- Während des Interviews sollte (wenn möglich) *nicht mitgeschrieben* werden (höchstens Stichworte als Gedächtnisstütze für eine nachträgliche schriftliche Aufzeichnung). Falls dennoch Aufzeichnungen gemacht werden, muss dies dem Patienten zuvor erläutert werden. Dies gilt natürlich auch für Videoaufzeichnungen, für die der Patient zudem sein schriftliches Einverständnis geben muss (s. o.).

Präzisierung

- Bei *unverständlichen, vagen Angaben* des Patienten oder Benutzung von Fremdworten, Fachtermini muss nachgefragt werden (z. B. „Das habe ich nicht ganz verstanden. Könnten Sie mir das näher erklären?"; „Sie haben eben den Begriff ... benutzt. Was verstehen Sie darunter?", „Wie meinen Sie das?").
- Bei *Unsicherheit*, ob man den Patienten richtig verstanden hat, kann man versuchen, das Verstandene zusammenzufassen: „Ich bin mir nicht sicher, ob ich Sie richtig verstanden habe und möchte noch einmal kurz wiederholen ..."
- Beim *Ausweichen* oder Entfernen von der gestellten Frage sollte durch gezieltes Zurückführen eine Präzisierung erfolgen (z. B. „Ich möchte noch einmal auf meine Frage zurückkommen und etwas genauer nachfragen").
- Entsteht der Eindruck, dass der Patient eine *Frage nicht richtig verstanden* hat, sollte diese nochmals in anderen Worten wiederholt werden. Gelegentlich ist es auch notwendig, nachzufragen (z. B. „Wissen Sie noch, was ich Sie gerade gefragt habe?").
- Bei *Verdacht auf unrichtige Antworten* (oder inkonsistente Antworten) sollte die entsprechende Frage im Sinne einer Kontrollfrage zur Überprüfung zu einem späteren Zeitpunkt im Interview erneut gestellt werden.
- Bei *Verdachtsmomenten* sollte gezielt weiter exploriert werden (z. B. „Ich habe den Eindruck, dass ... Wie sehen Sie das?").
- Bei Verdacht auf *Suggestibilität* sollte der Patient ermutigt werden, seine Antworten näher zu erläutern und/oder Beispiele zu nennen (vgl. auch Kapitel 2.2).
- Hat ein Patient Schwierigkeiten, auf eine Frage zu antworten (z. B. er hat die Frage nicht richtig verstanden), kann *Hilfestellung* durch Beispiele gegeben werden (z. B. „Manche Patienten berichten, dass ... Kennen Sie so etwas auch?"). Dabei ist jedoch Suggestibilität zu vermeiden, d. h. dem Patienten nicht die Antwort in den Mund zu legen. Bei Bejahung sollte der Patient auch hier um weitere Erläuterungen und Beispiele gebeten werden.

- Will oder kann der Patient zu bestimmten Themen oder Fragen keine Stellung nehmen, sollte eine *direkte Konfrontation vermieden* werden. Der Patient sollte vielmehr ermutigt und angeregt werden, dennoch darüber zu sprechen (z. B. „Was meinen Sie, wie kann man sich das erklären?", „Wie konnte das geschehen?").
- Bei nicht plausiblen und *unlogischen Zusammenhängen* sollte der Patient ermutigt werden, diese zu erläutern (z. B. „Ich verstehe noch nicht, wie (…) und (…) zusammenpassen. Können Sie mir das erklären?").
- Ein Symptom muss so lange exploriert werden, bis dem Interviewer eine *Entscheidung möglich* ist (siehe Grundlage der Entscheidungslogik; AMDP, 2007 sowie Kapitel 3.4).

Auch wenn nicht die AMDP-Dokumentationsbelege benutzt werden, sollten diese Hinweise bei der Durchführung des Interviews unbedingt berücksichtigt werden.

3.3.3 Umgang mit schwierigen Situationen

Die psychopathologische Befunderhebung kann sich im Einzelfall durchaus als schwierig erweisen. Es kann vorkommen, dass der Patient von vornherein eher ablehnend, kritisch oder misstrauisch ist resp. sich erst im Verlauf des Gesprächs schwierige Punkte ergeben. Darüber hinaus können an einzelnen Stellen punktuelle Schwierigkeiten auftreten (z. B. Verständigungsprobleme). Die nachfolgenden Anmerkungen sollen Hilfestellung geben, diese zu überwinden.

Generelle Strategien

Folgende allgemeine Vorgehensweisen haben sich bewährt:
- ausführliche Information über Sinn und Zweck der Untersuchung,
- Beginn mit eher unproblematischen Themen,
- bei Bedarf Unterbrechung und Verteilung auf weitere Sitzung,
- ggf. wiederholter Hinweis auf Vertraulichkeit.

> **Spezielle Strategien**
>
> Einige typische Situationen, die in Gesprächen auftreten können und Vorschläge, wie damit umzugehen ist:
> - Patient verweigert Antwort → bei nächster Gelegenheit darüber reden,
> - Patient ist unkonzentriert und abgelenkt → Frage wiederholen,
> - Patient ist logorrhoisch → unterbrechen, auf Frage zurückkommen,
> - Patient ist misstrauisch → Hinweis auf Vertraulichkeit,
> - Patient ist dysphorisch, gereizt → unverfängliches Thema wählen, eventuell eher problematische Themen später, zu einem anderen Zeitpunkt im Gespräch oder zu einem anderen Termin ansprechen,
> - Patient kann Frage nicht beantworten bzw. weicht aus → Frage wiederholen und Pause geben,
> - Patient versteht Frage(n) nicht → wiederholen, Beispiele geben, in anderen Worten umschreiben.

3.4 Dokumentation und Auswertung

Die Auswertung des Interviews erfolgt in Abhängigkeit von der Zielsetzung. Die erhobenen Informationen können als Grundlage eines *frei formulierten psychopathologischen Befundes* verwendet werden. Sie können jedoch auch als Basis für das *Ausfüllen der AMDP-Dokumentationsbelege* dienen. Dann ist entsprechend den Ausführungen im Manual (AMDP, 2007) vorzugehen.

Entscheidungen werden vom Interviewer auf unterschiedlichen Ebenen verlangt. Es lassen sich *vier Ebenen* unterscheiden, die in Abbildung 3 aufgeführt sind:
1. *Beurteilbarkeit* (beurteilbar versus nicht untersuchbar),
2. *Entscheidungssicherheit* über das Vorhandensein oder Nicht-Vorhandensein (sicher versus fraglich vorhanden),
3. *Vorhandensein* (vorhanden versus nicht vorhanden),
4. *Quantifizierung* (leicht, mittel, schwer): Die Quantifizierung soll sich entsprechend den im Testmanual aufgeführten Beispielen für die Skalenstufen orientieren.

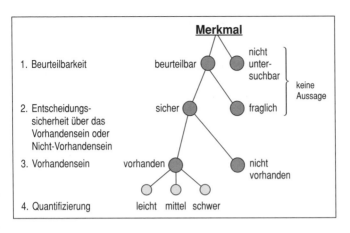

Abbildung 3:
AMDP-Entscheidungsbaum

Die einzelnen Entscheidungsebenen sollen anhand eines *Beispiels* kurz demonstriert werden:

Auf der Ebene der Beurteilbarkeit muss der Untersucher entscheiden, ob das von ihm zu beurteilende Merkmal tatsächlich beurteilbar oder nicht untersuchbar ist. Ein sog. S-Merkmal (z. B. Insuffizienzgefühle) ist nicht untersuchbar, wenn z. B. ein Patient mutistisch ist. Auf der nächsten Ebene im Hinblick auf die Entscheidungssicherheit geht es um die Differenzierung zwischen sicher oder fraglich vorhanden. Ein Merkmal ist fraglich vorhanden, wenn z. B. ein Patient im Gespräch wenig Kooperationsbereitschaft zeigt oder auf Fragen nur mit „ja" oder „nein" antwortet, ohne dies näher differenzieren zu können.

Gibt der Patient dagegen differenziert Auskunft zu den Symptomen, so ist über das Vorhandensein meist leicht zu entscheiden. Die Quantifizierung erfolgt dann wie bereits ausgeführt anhand der Beispiele zur Skalierungen des jeweiligen Symptoms. Das vorliegende Interview hilft insbesondere, auf den Stufen 2 und 3 zu einer Klärung zu kommen, da die Kategorie „keine Aussage" möglichst vermieden werden sollte. Das Manual gibt zudem besonders Regeln für die Quantifizierung vor.

Der Dokumentationsbogen ist im Anschluss auf *Vollständigkeit* zu prüfen (pro Symptom muss eine Markierung vorhanden sein). Bei nicht untersuchbaren resp. fraglich vorhandenen Symptomen wird die Kodierung „keine Aussage" gewählt. Zum Abschluss der Befunderhebung kann der Interviewer zudem eine Globaleinschätzung in der Rubrik *„Befundunsicherheit"* abgeben (nicht vorhanden-leicht-mittel-schwer). Hier gilt es einzuschätzen, wie zuverlässig der Untersucher die von ihm erhobenen Befunde einschätzt. Das Urteil wird im Wesentlichen mit beeinflusst z. B. durch die Kooperationsbereitschaft des Patienten oder seiner Fähigkeit, präzise Auskunft zu geben.

Die ausgefüllten Dokumentationsbögen können in unterschiedlicher Weise weiterverwendet werden. So können sie z. B. als Teil einer *Basisdokumentation* der Krankengeschichte beigelegt, resp. elektronisch gespeichert werden. Sie können jedoch auch als Grundlage einer Auswertung auf *Syndrom- oder Skalenebene* (per Hand oder Computer) dienen. Hierzu wurden von Gebhardt et al. (1983; vgl. auch Pietzcker et al., 1983; Baumann & Stieglitz, 1983; Stieglitz & Schaub, 1997) Skalenvorschläge gemacht, für die Normwerte bestimmt werden können (vgl. auch Anhang A, S. 107). In der Regel dienen sie jedoch als Basis des zu formulierenden psychopathologischen Befundes.

Die *Auswertung auf Syndrom- und Skalenebene* (vgl. auch Baumann & Stieglitz, 1983) erfolgt durch einfache Aufsummierung der Werte der einzelnen Symptome, die einem bestimmten Syndrom zugeordnet wurden. Dabei entsprechen den einzelnen Abstufungen folgende Skalenwerten: nicht vorhanden oder keine Aussage = 0, leicht = 1, mittel = 2 und schwer = 3.

Die Kategorie „keine Aussage" wird also als sog. „missing data" angesehen und mit 0 kodiert. Eine Syndromauswertung kann nur dann erfolgen, wenn nicht mehr als ein sog. Missing Data pro Syndrom vorliegt.

Die ermittelten Summenwerte können dann in sog. Normwerte (T-Werte) transformiert werden, wie es exemplarisch in Tabelle 14 aufgeführt ist.

Tabelle 14:
Auswertungsbeispiel für die Skala „Manisches Syndrom"

Schritt	Ergebnis
Item- oder Symptom- ebene	Symptom 22 „ideenflüchtig" nicht vorhanden = 0 Symptom 66 „euphorisch" mittel = 2 Symptom 72 „gesteigerte Selbstwertgefühle" mittel = 2 Symptom 82 „antriebsgesteigert" mittel = 2 Symptom 83 „motorisch unruhig" leicht = 1 Symptom 88 „logorrhoisch" schwer = 3 Symptom 93 „soziale Untriebigkeit" keine Aussage = 0
Syndrom- ebene	Summenwert = 10 Normwert T = 72
Inter- pretation	Überdurchschnittlich ausgeprägt in Relation zu einer Stichprobe (N = 2 313) diagnostisch heterogener stationär behandelter psychiatrischer Patienten.

4 Interview

Die Strukturierung der Fragen des Interviews erfolgt aus didaktischen Gründen entlang der Merkmalsbereiche des AMDP-Systems. Wie bereits in Kapitel 3.3.2.2 betont, bedeutet dies jedoch nicht, dass die Fragen des Interviewleitfadens in dieser Reihenfolge gestellt werden müssen. Vielmehr sollen die dort aufgeführten allgemeinen wie spezifischen Vorschläge in der Interviewgestaltung berücksichtigt werden (vgl. Kapitel 3.3). Entscheidend ist die Flexibilität des Untersuchers, sich auf die konkrete Untersuchungssituation des Patienten einzustellen, was auch durch die gewählte Begrifflichkeit „halbstrukturiert" zur Charakterisierung des Interviews betont werden soll (vgl. Kapitel 2).

Im Einzelnen gliedert sich der nachfolgende *Interviewteil* in folgende *Abschnitte:*

Gliederung des Interviews	
4.1	Beginn des Interviews
4.2	Halbstrukturierter Teil des Interviews
4.2.1	Bewusstseinsstörungen
4.2.2	Orientierungsstörungen
4.2.3	Aufmerksamkeits- und Gedächtnisstörungen
4.2.4	Formale Denkstörungen
4.2.5	Befürchtungen und Zwänge
4.2.6	Wahn
4.2.7	Sinnestäuschungen
4.2.8	Ich-Störungen
4.2.9	Störungen der Affektivität
4.2.10	Antriebs- und psychomotorische Störungen
4.2.11	Circadiane Besonderheiten
4.2.12	Andere Störungen
4.2.13	Somatischer Befund
4.3	Beendigung des Interviews

Für Symptome, die auf reiner Fremdbeobachtung beruhen (vgl. hierzu auch Kapitel 2.4), können keine Fragen vorgegeben werden. Aus didaktischen Gründen wurden jedoch alle Symptome des Psychischen Befundes und Teile des Somatischen Befundes in die nachfolgenden Zusammenstellungen aufgenommen. Wenn nötig, wurden für diese sog. F-Merkmale jedoch Hinweise ergänzt, worauf besonders zu achten ist.

Es ist an dieser Stelle nochmals darauf hinzuweisen, dass die nachfolgenden Fragen dazu dienen, die *Informationsvarianz* zu reduzieren, indem allen Untersuchern dieselben Fragen zur Verfügung stehen. Zur Reduzierung der *Beobachtungsvarianz* (Vereinheitlichung der Beurteilung) ist es unabdingbar notwendig, das *Manual des AMDP-Systems* heranzuziehen, in dem neben den Definitionen auch Ankerbeispiele für die Skalenstufen „leicht" und „schwer" enthalten sind.

4.1 Beginn des Interviews

Das Interview beginnt mit einer kurzen Einführung und Erklärung über den Zweck und den Verlaufs des Gesprächs (vgl. auch Kapitel 1.4).

Ein *Erstinterview* könnte z. B. wie folgt eingeleitet werden:

> „Ich möchte mich mit Ihnen darüber unterhalten, was Sie zu uns geführt hat und wie es Ihnen geht. Wir haben Zeit, wir können in Ruhe darüber sprechen. Vielleicht beginnen wir das Gespräch damit, dass Sie mir erzählen":
> – „Seit wann Sie hier sind und warum Sie zu uns gekommen sind?"
> – „Haben Sie in der letzten Zeit irgendwelche Probleme (Ärger, Schwierigkeiten) gehabt?" (Falls ja) „Welche? Können Sie mir mehr darüber berichten?"

Nachdem dem Patienten Gelegenheit gegeben wurde, spontan die für ihn im Vordergrund stehenden und als besonders wichtig erlebten Beschwerden zu nennen, sollte nach einiger Zeit dazu übergegangen werden, auf den halbstrukturierten Teil überzuleiten:

> „Ich möchte Ihnen jetzt eine Reihe von Fragen stellen, um Sie (alternativ: Ihre Probleme) besser verstehen zu können."

Folgende Ergänzung bietet sich an:

> „Es handelt sich dabei um Fragen, die ich allen Patienten stelle. Es wird daher sicher nicht alles auf Sie zutreffen, so dass Sie über bestimmte Fragen nicht verwundert (irritiert) sein müssen."

Bei *Folge- oder Wiederholungsinterviews* ist entsprechend den Vorschlägen in Kapitel 2.4 zu verfahren. Wichtig ist bei *jedem Interview*, dem Patienten zu Beginn den *Beurteilungszeitraum* (i. d. R. die letzten 3 bis 4 Tage) zu verdeutlichen:

> „Ich möchte jetzt (heute) mit Ihnen darüber sprechen, wie es Ihnen in den letzten 3 bis 4 Tagen ergangen ist. Wie war da Ihre Stimmung, Ihr Befinden in dieser Zeit?"

Weiterhin sollte bei Unklarheit im Gespräch, ob die Angaben des Patienten tatsächlich auf diesen Zeitrahmen bezogen sind, nachgefragt werden:

> „Was Sie mir eben berichtet haben, war das auch in den letzten 3 bis 4 Tagen so?"

Zu Beginn eines Gesprächs bietet es sich an, den Patienten darauf hinzuweisen, wie viel resp. dass genügend Zeit zur Verfügung steht.

Ebenfalls zu Beginn jeden Interviews sollte darauf hingewiesen werden, dass der Patient bei auftretenden Unklarheiten zu jedem Zeitpunkt nachfragen darf und sollte (Prüfer & Stiegler, 2002):

> – „Bitte sagen Sie mir, wenn Sie eine Frage nicht richtig verstanden haben oder bei einer Frage irgendwelche Unklarheiten bestehen."
> – „Ist Ihnen eine Frage unklar, fragen Sie ruhig nach."

4.2 Halbstrukturierter Teil des Interviews

4.2.1 Bewusstseinsstörungen

Allgemeine Vorbemerkungen

Die Symptome dieses Merkmalsbereiches sind meist auf Grund des Gesamteindrucks im Interview zu beurteilen. Ein Beginn des Interviews mit diesem Bereich empfiehlt sich nicht, auch wenn dieser Merkmalsbereich als erster im Manual und auf dem Dokumentationsbogen aufgeführt ist. „Bewusstseinsverschiebung" muss, wenn nicht vom Patienten selbst berichtet, erfragt werden. Dies kann u. U. im Zusammenhang mit der Frage nach „Depersonalisation" (Symptom 54) oder Sinnestäuschungen (Symptome 47 bis 52) erfolgen.

Einstiegsfrage

Zu diesem Merkmalsbereich gibt es keine spezielle Einstiegsfrage, da in ihm überwiegend Beobachtungsitems enthalten sind bzw. die Inhalte eher im Kontext anderer Symptome mit erfasst werden können. Ergeben sich Hinweise auf Bewusstseinsstörungen im Laufe des Gesprächs, so müssen diese durch gezieltes Nachfragen weiterverfolgt werden.

Symptom	SF[1]	Beispielfrage und/oder Anmerkungen
1. Bewusstseinsverminderung	F	
2. Bewusstseinstrübung	F	
3. Bewusstseinseinengung	SF	Wird meist nicht spontan berichtet (kann z. B. im Zusammenhang mit Halluzinationen näher exploriert werden). Falls Hinweise im Gespräch zu erkennen sind, sollten diese angesprochen werden (z.B. „Was war jetzt gerade?").

1 Abkürzungen vgl. Kapitel 2.4

Symptom	SF[1]	Beispielfrage und/oder Anmerkungen
4. Bewusst-seins-verschiebung	S	– „Haben Sie das Gefühl, z. B. die Farben intensiver zu sehen oder Musik lauter zu hören?" (Falls ja) „Bitte beschreiben Sie das genauer." – „Haben Sie das Gefühl, dass Ihre Wahrnehmung besonders scharf ist, dass Sie Dinge besonders gut wahrnehmen können?"

1 Abkürzungen vgl. Kapitel 2.4

4.2.2 Orientierungsstörungen

Allgemeine Vorbemerkungen

Die Beurteilung dieser Symptome kann durch direktes Erfragen, auf Grund des Gesprächsverlaufs und der Verhaltensbeobachtung erfolgen. Da Fragen nach Orientierungsstörungen vom Patienten als peinlich erlebt werden können, muss dem Patienten erklärt werden, warum es notwendig ist, diese Fragen dennoch zu stellen. Auch hier ist oft der Hinweis hilfreich, dass diese Fragen allen Patienten gestellt werden. Meist können diese Fragen auch in das normale Gespräch integriert werden.

Einstiegsfrage

Hier gelingt der Einstieg oft gut durch die folgenden Fragen:

– „Ich möchte Ihnen jetzt (noch) einige Fragen zu Ihrer Orientierung stellen. Wann sind Sie hergekommen?"
– „Ich möchte Sie jetzt konkret nach Dingen fragen, die Ihnen vielleicht etwas merkwürdig vorkommen. Aber diese Fragen muss ich allen Patienten stellen."

Symptom	SF	Beispielfrage und/oder Anmerkungen
5. zeitliche Orientierungsstörung	S	– „Wann sind Sie in die Klinik gekommen?" (genaues Datum) – „Welches Datum haben wir heute?" (Tag, Monat, Jahr) – „Welche Jahreszeit haben wir jetzt?"
6. örtliche Orientierungsstörung	S	– „Können Sie mir sagen, wo wir hier sind?" – „In welcher Stadt sind wir hier?" (in größeren Städten: Stadtteil)
7. situative Orientierungsstörung	S	– „In was für einer Art Einrichtung sind wir hier?" – „Was meinen Sie, welchen Beruf ich habe?" – „Was machen wir hier gerade?" (z. B. Video-Aufzeichnung)
8. Orientierungsstörung über die eigene Person	S	– „Sagen Sie mir bitte, wann und wo Sie geboren sind und wo Sie zur Zeit wohnen!" – „Wie alt sind Sie?" (wann geboren) – „Sind Sie verheiratet?" – „Welchen Beruf haben Sie?" – „Was machen Sie zur Zeit beruflich?"

4.2.3 Aufmerksamkeits- und Gedächtnisstörungen

Allgemeine Vorbemerkungen

Dieser Bereich umfasst hauptsächlich verschiedene klinisch zu beurteilende Aspekte der Leistungsfähigkeit. Die Beurteilung erfolgt auf Grund der Beobachtung des Verhaltens und der klinischen Prüfung. Den objektiv beobachtbaren Merkmalen kommt eine größere Bedeutung zu als der Selbstbeurteilung durch den Patienten. Von daher ist eine klinische Prüfung in den meisten Fällen notwendig und sollte unbedingt durchgeführt werden, da eine Bewertung der Symptome aus dem Gespräch alleine heraus meist nicht hinreichend sicher gelingt.

> **Wichtig:**
> Die Äußerung von Störungen in diesem Bereich (z. B. auf Grund von Insuffizienzgefühlen) entbindet den Untersucher nicht von der genauen Überprüfung. Es sollten dazu Aufgaben gestellt werden, die wirklich lösbar sind. Dabei ist jedoch zu bedenken, dass es sich bei diesen Prüfungen um relativ einfache Prüfungen handelt, die eine differenzierte testpsychologische Untersuchung natürlich nicht ersetzen können. Im Anhang C (vgl. S. 112) finden sich konkrete Hilfestellungen und Beispiele für die Prüfungen.

Einstiegsfrage

„Ich würde mir jetzt gerne einen Eindruck darüber verschaffen, wie es mit Ihrer Konzentrationsfähigkeit steht und ob Ihr Gedächtnis in Ordnung ist (oder wie es mit Ihrem Gedächtnis klappt)."

Symptom	SF	Beispielfrage und/oder Anmerkungen
9. Auffassungsstörungen	SF	Falls sich Hinweise auf Auffassungsstörungen im Gespräch ergeben, sind diese zu prüfen. Dies kann zunächst durch z. B. einfaches Nachfragen erfolgen: „Was habe ich Sie gerade gefragt?"
		Zu einer besseren Einschätzung kommt man jedoch durch die Vorgabe von z. B. kleinen Fabeln oder Sprichwörtern (z. B. Morgenstund hat Gold im Mund/Aller Anfang ist schwer/Was Hänschen nicht lernt, lernt Hans nimmer mehr). – „Können Sie mir bitte folgendes Sprichwort erklären? (.........) Was bedeutet das?" (vgl. auch Anhang C, S. 112)
		Eine Prüfung ist auch möglich durch die Vorgabe von zwei Begriffen (z. B. Apfel-Banane, Lob-Tadel, Auto-Fahrrad), deren

Symptom	SF	Beispielfrage und/oder Anmerkungen
		Gemeinsamkeit vom Patienten zu erklären ist: – „Können Sie mir erklären, was das Gemeinsame von einem Apfel und einer Banane ist?" (vgl. auch Anhang C, S. 112)
10. Konzentrationsstörungen	SF	– „Wie würden Sie Ihre augenblickliche Konzentration einschätzen?" – „Können Sie sich so wie immer konzentrieren?" (Falls ja) „Bitte geben Sie ein Beispiel." Cave bei Antwort „ja", da Patienten oft Konzentration mit Merkfähigkeit oder Gedächtnis verwechseln! – „Fällt es Ihnen schwer, einem (diesem) Gespräch zu folgen, bei der Sache zu bleiben?" – „Wie sieht es aus, wenn Sie die Zeitung oder ein Buch lesen? Macht das Probleme?" – „Ich möchte mir jetzt gerne ein Bild davon machen, wie es mit Ihrer Konzentration klappt. Können Sie bitte ..." (von 81 immer 4 oder 7 abziehen; die Monatsnamen rückwärts nennen bei Dezember beginnend). Bei Wiederholungsuntersuchungen ist, um Lerneffekte zu vermeiden, bei einer anderen Zahl zu beginnen (z. B. statt 81 bei 83 oder 85; vgl. auch Anhang C, S. 112).
11. Merkfähigkeitsstörungen	SF	Dieser Bereich muss ebenfalls explizit geprüft werden (vgl. auch Anhang C, S. 112). – „Haben Sie Schwierigkeiten, sich etwas zu merken?" – „Wie steht es mit Ihrem Gedächtnis? Hat sich etwas verändert?" – „Vergessen Sie zur Zeit vermehrt Dinge?" (Falls ja) „Können Sie Beispiele nennen?" – „Wie schätzen Sie Ihr Gedächtnis ein?"

Symptom	SF	Beispielfrage und/oder Anmerkungen
		– „Haben Sie Schwierigkeiten, sich etwas zu merken?"
		– „Können wir eine kleine Probe machen, wie Ihr Gedächtnis funktioniert? Bitte merken Sie sich die drei Begriffe 34, Oslo, Aschenbecher. Ich werde Sie nachher noch einmal danach fragen!"
		Es ist darauf zu achten, dass sich der Patient die drei Begriffe auch tatsächlich eingeprägt hat (wichtig: sofort wiederholen lassen). Jede andere begriffliche Wahl ist selbstverständlich auch möglich! Es sollten jedoch Begriffe aus drei verschiedenen Bereichen sein (hier: 34 = Zahl, Oslo = Stadt, Aschenbecher = Gegenstand). Nach 10 Min: „Können Sie sich noch an die 3 Begriffe erinnern, die ich Ihnen vorhin genannt habe?" Kann sich der Patient an einen oder auch alle Begriffe nicht erinnern, kann Hilfestellung gegeben werden. So kann z. B. gesagt werden: „Erinnern Sie sich noch, ein Begriff war eine Stadt?" (eine Zahl, ein Gegenstand)
12. Gedächtnisstörungen	SF	Gedächtnisstörungen können gut aus der biografisch orientierten Exploration beurteilt werden. Gleichzeitig können die Begriffe, die unter Symptom 11 überprüft wurden, nach mehr als 10 Min. erneut abgefragt werden (z. B. am Ende der Exploration; vgl. auch Anhang C, S. 112). – „Ich habe Ihnen vorhin 3 Begriffe genannt. Können Sie sich noch daran erinnern?" – Auch sind an dieser Stelle Fragen wie „Seit wann sind Sie hier?" zu benutzen. Es kann auch nach (wichtigen) Ereignissen der vergangenen Tage gefragt werden:

Symptom	SF	Beispielfrage und/oder Anmerkungen
		– „Wissen Sie noch, was es heute zu Mittag gegeben hat?" – „Wissen Sie noch, was es gestern Abend im Fernsehen gegeben hat?"
13. Konfa- bulationen	F	Bei Verdacht auf Konfabulationen muss mindestens eine identische Frage nach ca. 15 Min. wiederholt werden. Es können z. B. wiederholt Fragen zum Alltag des Patienten gestellt werden (z. B. „Was haben Sie heute Vormittag gemacht?" oder „Was gab es heute zum Essen?"). Es kann auch nochmals nach den drei Begriffen gefragt werden: „Können Sie sich noch an die drei Begriffe erinnern?"
14. Para- mnesien	S	Bei diesem Symptom handelt es sich bei AMDP um ein Merkmal, das in verschiedene Aspekte aufgeteilt wird und z. T. nur erfragt werden kann. – „Haben Sie das Gefühl, bestimmte Situationen schon einmal früher erlebt zu haben? Kommt Ihnen die Situation bekannt vor (déjà vu), oder kommen Ihnen auch alltägliche Situationen ganz fremd vor (jamais vu)?" (Falls ja) „Können Sie mir ein Beispiel nennen?" „Können Sie mir das etwas genauer beschreiben?"

4.2.4 Formale Denkstörungen

Allgemeine Vorbemerkungen

Dieser Bereich ist überwiegend durch sorgfältige Beobachtung des Gesprächsablaufs in der Interviewsituation zu erschließen. Zusätzlich muss der Patient zu einigen Symptomen befragt werden (z. B. „Grübeln").

Einstiegsfrage

„Wie klappt es im Augenblick mit dem Denken? Haben Sie irgendwelche Probleme bemerkt?"

Auch wenn der Patient diese Frage verneint, müssen alle mit „S" gekennzeichneten Symptome dennoch erfragt werden.

„Darf ich Ihnen dennoch einige Fragen genauer dazu stellen?"

Falls die Frage nicht verstanden wird, sollte mit den Beispielfragen zu Symptom 15 „gehemmt" begonnen werden.

Symptom	SF	Beispielfrage und/oder Anmerkungen
15. gehemmt	S	Häufig auch im Gespräch zu bemerken, wenn sich der Patient bemüht, die Fragen prompt zu beantworten. – „Kennen Sie das Gefühl, dass das Denken schwer geht? Brauchen Sie dazu mehr Kraft?" – „Manchmal hat man das Gefühl, das Denken geht wie gegen einen Widerstand. Kennen Sie das auch?" – „Kostet es Sie viel Kraft, einen Gedanken zu Ende zu bringen?" – „Gehen Ihre Gedanken langsam, schwer?" – „Kommt Ihnen Ihr Denken gebremst, gehemmt, wie gegen einen Widerstand vor?"
16. verlangsamt	F	
17. umständlich	F	
18. eingeengt	SF	Bei Hinweisen auf eingeengtes Denken muss gezielt versucht werden, andere Themenbereiche anzubieten, um einzuschätzen, ob der Patient tatsächlich erneut von sich aus auf das für ihn zentrale Thema zurückkommt. Als neutrale oder

Symptom	SF	Beispielfrage und/oder Anmerkungen
		eher positiv besetzte Themen bieten sich an: Interessen/Hobbys, Kinder/Enkel, Freizeitaktivitäten.
19. perseverierend	F	
20. grübeln (nicht zwanghaft)	S	Dieses Merkmal ist z. B. gut im Zusammenhang mit Schlafstörungen zu explorieren. Inhaltlich können in diesem Zusammenhang für den Patienten zentrale Themen (z. B. auch Schuldgefühle, Zwangsgedanken) exploriert werden. – „Müssen Sie über bestimmte Dinge immer und immer wieder nachdenken? Stört Sie das, ist Ihnen das unangenehm?" – „Gehen Ihnen bestimmte Gedanken gar nicht mehr aus dem Kopf?" – „Haben Sie das Gefühl, Ihre Gedanken drehen sich wie im Kreise?"
21. Gedankendrängen	S	– „Haben Sie z. Zt. zu viele Gedanken im Kopf? Gedanken gegen die Sie sich gar nicht richtig wehren können? Die fast automatisch ablaufen?" – „Haben Sie manchmal sogar zu viele Gedanken auf einmal, denen Sie geradezu ausgeliefert sind?" – „Kennen Sie das Gefühl, dass Sie zu viele Gedanken gleichzeitig im Kopf haben, dass diese Gedanken eher unabhängig von Ihrem Willen sind (z. B. rasen)?" – „Haben Sie zu viele Ideen, fühlen Sie sich im Augenblick reicher an Gedanken, haben Sie mehr als sonst?"
22. ideenflüchtig	F	
23. vorbeireden	F	Bei Verdacht auf Vorbeireden muss sich der Untersucher vergewissern, ob der Patient die Frage auch richtig verstanden hat:

Symptom	SF	Beispielfrage und/oder Anmerkungen
		– „Können Sie mir noch einmal erklären, was ich Sie eben gefragt habe?"
24. gesperrt/ Gedankenabreißen	SF	Bei Beobachtung einer Sperrung muss exploriert werden: „Was war gerade?" – „Haben Sie das Gefühl, dass Ihnen ein Gedanke öfter einmal einfach abhanden gekommen ist, wie abgerissen ist?" Eine Sperrung ist meist zu beobachten, während Gedankenabreißen exploriert werden muss. Hier kann evtl. auch gleich das Symptom „Gedankenentzug" mit exploriert werden. – „Kommt es manchmal vor, dass Ihnen bei einem Gedanken der Faden reißt?" – „Haben Sie in letzter Zeit das Gefühl, dass Gedanken ohne Grund abreißen und unterbrochen werden? Haben Sie manchmal Schwierigkeiten, Gedanken zu Ende zu denken?"
25. inkohärent/ zerfahren	F	
26. Neologismen	F	

4.2.5 Befürchtungen und Zwänge

Allgemeine Vorbemerkungen

Die Symptome dieses Bereiches können gut mit anderen Symptomen gemeinsam exploriert werden:
– „Grübeln" im Zusammenhang mit „Zwangsdenken",
– „Misstrauen" im Zusammenhang mit dem Bereich Wahn,
– „Phobien" im Zusammenhang mit dem Thema Ängstlichkeit,
– „Hypochondrie" ist so lange zu explorieren, bis eine Abgrenzung zur wahnhaften Hypochondrie möglich ist.

Einstiegsfrage

Falls dieser Bereich doch geschlossen abgefragt werden soll, bietet sich folgende allgemeine Frage als Einleitung an:

„Ich möchte Sie jetzt noch zu verschiedenen Dingen befragen, über die manche Patienten in einer ähnlichen Situation wie Ihrer berichten".

Es kann dabei auch Bezug genommen werden auf vorherige Äußerungen und Bemerkungen oder auf das offen beobachtbare Verhalten des Patienten.

Symptom	SF	Beispielfrage und/oder Anmerkungen
27. Misstrauen	SF	Dieses Symptom ist z. T. aus dem Verhalten im Gespräch zu erschließen (z. B. Einsilbigkeit oder häufiges Rückfragen). Es kann auch erfragt werden im Zusammenhang mit dem Symptom „sozialer Rückzug". – „Sind Sie in letzter Zeit irgendwie misstrauisch gegenüber Ihren Mitmenschen?" (evtl. Beispiele geben: andere reden über einen, beobachten einen) – „Beobachten Sie Dinge in Ihrer Umgebung eher misstrauisch?" – „Sind Sie auch sonst eher ein misstrauischer oder eher ein gutgläubiger Mensch?"
28. Hypochondrie	S	Hinweise hierauf ergeben sich häufig schon über die allgemeine Einstiegsfrage zu Gesprächsbeginn, indem körperliche Beschwerden stark thematisiert werden. – „Befürchten Sie, ernsthaft krank zu sein?" – „Machen Sie sich Sorgen um Ihre körperliche Gesundheit?" – „Haben Sie das Gefühl, dass in (mit) Ihrem Körper irgend etwas nicht in Ordnung ist?"

Symptom	SF	Beispielfrage und/oder Anmerkungen
		– „Haben Sie bereits etwas unternommen, um herauszufinden, woran es liegt?" – „Denken Sie z. Zt. viel über Ihr körperliches Befinden nach?"
29. Phobien	S	Dieses Symptom kann im Zusammenhang mit Ängstlichkeit und sozialem Rückzug erfragt werden. – „Geraten Sie in bestimmten Situationen in Angst oder gar Panik?" – „Versuchen Sie, solche Situationen zu vermeiden?" (Falls ja) „Geben Sie bitte ein Beispiel." – „Haben Sie (übermäßige) Furcht vor bestimmten Dingen (z. B. Tieren, anderen Menschen, Situationen wie Bus fahren, auf die Straße gehen)?" – „Manchmal berichten Menschen, dass sie Angst vor ganz konkreten Situationen haben wie z. B. in einem Aufzug fahren. Kennen Sie so etwas Ähnliches auch?" (Falls ja) „Können Sie es genauer beschreiben?"
30. Zwangsdenken	S	Dieses Symptom kann im Zusammenhang mit Grübeln erfragt werden. – „Müssen Sie über bestimmte Dinge, die sich wie von selbst aufdrängen, immer wieder nachdenken, die Ihnen eigentlich unsinnig vorkommen?" (Falls ja) „Können Sie ein Beispiel nennen?" – „Müssen Sie bestimmte Gedanken immer wieder denken, obwohl Sie dies nicht wollen und sich dagegen zur Wehr setzen?" (Falls ja) „Können Sie mir ein Beispiel nennen?" Falls es für den Patienten schwer ist, die Frage zu verstehen, können Beispiele vorgegeben werden (z. B. immer wieder daran denken, bestimmte Sachen überprüft zu haben, z. B. Tür abgeschlossen

Symptom	SF	Beispielfrage und/oder Anmerkungen
		zu haben, Brief richtig zugeklebt zu haben, Herd ausgeschaltet zu haben).
31. Zwangs-impulse	S	– „Verspüren Sie immer wieder den Drang, bestimmte Dinge tun zu müssen, und fürchten Sie sich davor, diese einmal tatsächlich zu tun?" – „Verspüren Sie den Drang (Antrieb), bestimmte Dinge immer wieder tun zu müssen (z. B. anderen etwas anzutun, etwas Bestimmtes laut zu sagen)?"
32. Zwangs-handlungen	S	– „Müssen Sie bestimmte Dinge immer wieder tun, obwohl Sie sie für unsinnig halten und sich dagegen zur Wehr setzen („quasi unter Zwang")?" (Falls ja) „Können Sie ein Beispiel nennen?" – „Müssen Sie Handlungen immer wieder ausführen (z. B. kontrollieren, ob der Brief wirklich im Briefkasten ist)?" (Wenn ja) „Erleben Sie dies als absurd, krankhaft oder quälend?" – „Versuchen Sie auch, dagegen anzugehen?" – (Falls Fragen bejaht) „Wie lange brauchen Sie dafür?" – „Haben Sie die Angewohnheit, dass Sie bestimmte Handlungen immer wieder in einer bestimmten Reihenfolge tun müssen?"

4.2.6 Wahn

Allgemeine Vorbemerkungen

Hinweise auf das Vorliegen von Wahnerleben sind u. U. schon bei der Eingangsfrage zum Interview oder aus Bemerkungen und dem Verhalten des Patienten im Interview erschließbar bzw. auf Grund von bestimmten Vorinformationen (z. B. Einweisungsbrief). Dieser Bereich kann evtl. bei halluzinatorischem Erleben mit abgefragt werden.

Es ist zu beachten, dass AMDP zwischen formalen und inhaltlichen Aspekten des Wahnes unterscheidet. Bei Verdacht und Hinweisen auf Wahn sind diese daher auch unbedingt inhaltlich genauer zu erfragen (Symptome 39 bis 46). Bei den Symptomen 42 „Schuldwahn", 43 „Verarmungswahn", 44 „Hypochondrischer Wahn" sowie 45 „Größenwahn" ist so lange zu explorierem, bis eine Abgrenzung zu den entsprechenden Symptomen mit nicht-wahnhafter Qualität möglich ist (73 „Schuldgefühle", 74 „Verarmungsgefühle", 28 „Hypochondrie (nicht wahnhaft)", 72 „Gesteigertes Selbstwertgefühl")!

Zur Überprüfung der *subjektiven Gewissheit* und *Nicht-Korrigierbarkeit* der Wahngedanken müssen dem Patienten andere Erklärungsmöglichkeiten angeboten werden. Beispiele:
– Ein Patient ist überzeugt, die Krankenkasse würde seinen Aufenthalt nicht bezahlen. Man könnte ihn damit konfrontieren, dass eine Kostenübernahme vorliegt.
– Ein Patient ist überzeugt, Millionen Euro zu besitzen. Man könnte ihn damit konfrontieren, dass er Geld vom Sozialamt bekommt (Beispiel: „Sie berichten, dass Sie einige Millionen Euro auf dem Konto haben, bekommen aber hier Ihr Geld vom Sozialamt. Wie kann ich mir dass erklären?")

Bei einigen Patienten ergeben sich erst im Verlauf des Gesprächs Hinweise auf wahnhaftes Erleben, auch wenn sich auf Grund der Eingangsfrage zunächst keine Anhaltspunkte ergeben haben. Dann muss der Bereich unbedingt nochmals genauer anhand der einzelnen Fragen überprüft werden.

Einstiegsfrage

> „Haben Sie in letzter Zeit Dinge erlebt, die Ihnen merkwürdig vorkamen, die Sie beunruhigten oder die Ihnen gar Angst machten und von denen andere aber meinen, dass es so nicht sein kann?"

Symptom	SF	Beispielfrage und/oder Anmerkungen
33. Wahnstimmung	S	Dieses Symptom ist insbesondere aus dem Verhalten im Interview zu erschließen, z. B. durch Andeutungen oder die Vagheit der Umschreibung von Umständen und Situationen. – „Haben Sie das Gefühl, es kommt irgend etwas auf Sie zu, dass alles unheimlich ist, sich etwas zusammenbraut?" – „Sind Ihnen in letzter Zeit Dinge irgendwie merkwürdig vorgekommen?" – „Haben Sie das Gefühl, dass irgendetwas in der Luft liegt?"
34. Wahnwahrnehmung	S	– „Haben bestimmte Dinge in Ihrer täglichen Umgebung eine besondere Bedeutung für Sie bekommen?" (evtl. Beispiel geben: „Sind z. B. alle Ampeln für Sie auf grün gestellt?") – „Beobachten Sie, dass Leute Ihnen Hinweise oder Zeichen geben?" – „Haben Nachrichtensprecher persönlich zu Ihnen gesprochen?" – „Haben Dinge, die Sie in der Zeitung lesen, eine besondere Bedeutung für Sie?"
35. Wahneinfall	S	Bei Beobachtung von plötzlichem „Einschießen" von Gedanken muss näher nachgefragt werden: – „Ist Ihnen dieser Gedanke eben gerade gekommen oder kennen Sie ihn schon länger?"
36. Wahngedanken	S	(s. Einstiegsfrage zu diesem Merkmalsbereich) Es ist genau zu prüfen, ob die Kriterien des Wahns erfüllt sind. Dies kann durch gezieltes Nachfragen und/oder Konfrontieren mit der Realität erfolgen. Folgende Fragen bieten sich z. B. an: – „Könnte es auch anders sein?" – „Gibt es dafür auch eine andere Erklärung?"

Symptom	SF	Beispielfrage und/oder Anmerkungen
		– „Sie berichteten, dass Sie eine Erbschaft gemacht haben, bekommen aber Geld vom Sozialamt. Wie soll ich mir das erklären?"
37. systematisierter Wahn	S	Dem Patienten müssen Möglichkeiten zur Erklärung und zur Inbeziehungsetzung der Wahngedanken gegeben werden: – „Hat das etwas miteinander zu tun?" – „Glauben Sie, das hängt miteinander zusammen?" – „Können Sie mir das genauer erklären?" – „Kann das wirklich so sein?"
38. Wahndynamik	SF	Ist in der Regel aus der aktuellen Präsentation des Wahns heraus zu erschließen, kann jedoch auch in Bezug auf den Beurteilungszeitraum erfragt werden. Zur Bewertung der Wahndynamik ist vor allem auch nach Handlungskonsequenzen zu fragen. Beispiel. „Als Sie sich von den fremden Mächten verfolgt gefühlt haben, wie haben Sie sich dabei gefühlt? Wie ging es Ihnen dabei? Wie haben Sie sich verhalten?"
39. Beziehungswahn	S	– „Haben in letzter Zeit Dinge in Ihrer Umgebung eine bestimmte Bedeutung für Sie gewonnen?" – „Haben Sie in letzter Zeit das Gefühl, dass viele Dinge, die um Sie herum passiert sind, etwas mit Ihnen zu tun haben? Waren z. B. Ansagen im Fernsehen für Sie persönlich bestimmt?" – „Haben Sie auf irgendeinem Wege bestimmte Botschaften bekommen?"
40. Beeinträchtigungs- und Verfolgungswahn	S	– „Meinen Sie, dass bestimmte Menschen etwas gegen Sie haben, Ihnen ans Leder wollen? Ihnen nachstellen? – „Haben Sie das Gefühl, dass Ihnen jemand etwas Böses oder Schlechtes will? Ihnen etwas antun will?"

Symptom	SF	Beispielfrage und/oder Anmerkungen
		– „Haben andere Personen versucht, Sie zu schikanieren?" (Wenn ja, Beispiele nennen lassen.)
41. Eifersuchtswahn	S	– „Haben Sie das Gefühl, Ihr Partner ist Ihnen nicht treu?" (Falls ja) „Woraus schließen Sie das?" – „Haben Sie das Gefühl, von Ihrem Partner betrogen oder hintergangen zu werden?" (begründen lassen)
42. Schuldwahn	S	– „Haben Sie das Gefühl, Schuld auf sich geladen zu haben?" (Falls ja) „Können Sie mir Beispiele nennen?" – „Haben Sie das Gefühl, für bestimmte Dinge oder Taten verantwortlich zu sein?" – „Werfen Sie sich vor, bestimmte Dinge in Ihrem Leben falsch gemacht zu haben?" (Falls ja) „Können Sie mir Beispiele nennen?"
43. Verarmungswahn	S	– „Wie steht es mit Ihrem Einkommen (Ihrer Rente, Ihrem Verdienst)? Glauben Sie, dass Sie Ihr Auskommen haben?" (evtl. erläutern: die Krankenkasse bezahlt Ihren Aufenthalt; o. Ä.) – „Reicht Ihr Geld für Essen, Kleidung und die anderen Dinge des Lebens?"
44. Hypochondrischer Wahn	S	– „Haben Sie das Gefühl, mit Ihrem Körper ist etwas nicht in Ordnung?" – „Fürchten Sie, an einer Krankheit zu leiden, die die Ärzte noch nicht erkannt haben?" – „Können Sie es glauben, dass Sie körperlich gesund sind, wenn Ihnen die Ärzte dies sagen?"
45. Größenwahn	S	– „Haben Sie das Gefühl, über besondere Fähigkeiten zu verfügen?" – „Haben Sie das Gefühl, große Dinge erreichen zu können (große Macht zu haben)?"

Symptom	SF	Beispielfrage und/oder Anmerkungen
		– „Haben Sie z. B. das Gefühl, dass Ihre Eltern nicht Ihre wahren Eltern sind, dass Sie von anderen Menschen abstammen?" – „Meinen Sie, etwas Besonderes zu sein, über eine bestimmte Begabung zu verfügen?" – „Glauben Sie ähnlich oder gar Gott zu sein?"
46. andere Wahninhalte	S	In diese Rubrik fallen alle nicht explizit aufgeführten Wahninhalte. Hier ist z. B. nach fantastischem oder bizarrem Wahn zu explorieren, wenn sich aus der Untersuchungssituation Hinweise darauf ergeben.

4.2.7 Sinnestäuschungen

Allgemeine Vorbemerkungen

Dieser Bereich sollte eher vorsichtig exploriert werden. Bei Zustimmung auf Fragen ist der Patient grundsätzlich aufzufordern, die Sinnestäuschungen in eigenen Worten zu beschreiben. Vorschnelle Fragen wie „Hören Sie Stimmen?" sind zu vermeiden.

Einstiegsfrage

– „Hat sich in letzter Zeit Ihre Wahrnehmung irgendwie verändert?"
– „Haben Sie in letzter Zeit bestimmte Wahrnehmungen gehabt, die Sie irritiert haben?"
– „Gibt es irgendetwas, was Sie ängstigt oder irritiert?"
– „Wirkt irgendetwas auf Sie ein, was Sie stört, beeinträchtigt oder beunruhigt?"
– „Haben Sie Dinge gesehen, gehört, gespürt, die Ihnen irgendwie merkwürdig vorgekommen sind?"
– „Haben Sie Dinge gesehen, gehört, gespürt, die andere nicht wahrnehmen?

Symptom	SF	Beispielfrage und/oder Anmerkungen
47. Illusionen	S	Hinweise ergeben sich i. d. R. auf Grund der Einstiegsfrage oder aus spontanen Schilderungen in der Interviewsituation und müssen dann genauer erfragt werden.
48. Stimmenhören	S	– „Haben Sie in letzter Zeit Stimmen von Personen gehört, die gar nicht anwesend waren?" (genau schildern lassen: Rede, Gegenrede, Kommentare, Befehle usw.) – „Hören Sie manchmal jemanden sprechen, obwohl niemand im Raum ist?" (Falls ja) „Können andere das auch hören?" – „Sind es Männer oder Frauen? Kennen Sie die Stimmen?" – „Haben Sie Stimmen gehört, die das kommentierten, was Sie gerade machten?" – „Geben sie Ihnen irgendwelche Befehle?" (Wenn ja) „Was sollten Sie machen?" – (Wichtig: es ist unbedingt zu klären, ob die Stimmen befehlen, sich etwas anzutun!) „Haben Ihnen vielleicht die Stimmen sogar befohlen, sich etwas anzutun?" – „Haben Sie Stimmen gehört, die sich untereinander unterhalten haben?" (Wenn ja) „Was sagten sie?" – „Sind es vielleicht nur Ihre eigenen Gedanken, die Sie da hören?"
49. andere akustische Halluzinationen	S	– „Gab es vielleicht sonst andere Dinge, die Sie gehört haben, die eigentlich nicht sein konnten (z. B. Geräusche, Töne)?"
50. optische Halluzinationen	S	– „Haben Sie Personen oder Gegenstände gesehen, die andere nicht sehen konnten?" (Falls ja) „Können Sie mir das genauer beschreiben?" Evtl. ist es notwendig, Beispiele zu nennen (z. B. Lichtblitze an der Wand).

Symptom	SF	Beispielfrage und/oder Anmerkungen
51. Körperhalluzinationen	S	– „Gehen in Ihrem Körper merkwürdige Dinge vor?" (Falls ja) „Wie merken Sie das?" (genau beschreiben lassen!) – „Haben Sie das Gefühl, dass an Ihrem Körper irgendetwas Außergewöhnliches verändert ist?" (genau beschreiben lassen!)
52. Geruchs- und Geschmackshalluzinationen	S	– „Haben Sie in letzter Zeit merkwürdige Gerüche bemerkt? Oder haben Sie Dinge geschmeckt, die irgendwie nicht sein konnten?" (genau beschreiben lassen!)

4.2.8 Ich-Störungen

Allgemeine Vorbemerkungen

Berichtet der Patient selbst von derartigen Erlebnissen, so sollte man in Abhängigkeit von der bestehenden Beziehung zum Patienten vorsichtig, aber gezielt weiterfragen und ihn um genauere Beschreibungen bitten. Es ist für den Patienten hilfreich, wenn man ihm mit vergleichenden Bemerkungen zu wirklich möglichen Erlebnissen zu Hilfe kommt, um das Abnorme etwas abzuschwächen („Manchmal berichten Menschen darüber, dass ..."). Die Unterstützung erleichtert ihm die Fortsetzung seiner Erklärungen, und mögliche Zwischenfragen zur Präzisierung verlieren an Schärfe.

Bei der Erstuntersuchung kann die Erfassung von Ich-Störungen Schwierigkeiten bereiten, wenn der Patient nicht spontan darüber berichtet, da Misstrauen oder Ängstlichkeit ihn verunsichern und Zweifel an den Erlebnissen eine große Rolle spielen. Deshalb empfiehlt es sich, auch bei Negierung der Einstiegsfrage die spezifischen Fragen zu den einzelnen Symptomen zu stellen, wenn sich auch nur ein Verdacht auf das Vorliegen von Ich-Störungen ergibt (z. B. Patient berichtet über verändertes Erleben).

Einstiegsfrage

- „Haben Sie vielleicht in letzter Zeit beobachtet, dass Sie oder dass Ihre Umgebung sich verändert haben?" oder „Ich möchte jetzt mit Ihnen darüber reden, ob sich in Ihrem Erleben oder um Sie herum irgendetwas verändert hat." (Falls ja) „In welcher Weise? Können Sie mir das näher beschreiben?"
- „Haben Sie das Gefühl, alles um Sie herum ist wie unwirklich, wie in einem Traum?"
- „Fühlen Sie sich von anderen Menschen wie abgeschirmt?"

Symptom	SF	Beispielfrage und/oder Anmerkungen
53. Derealisation	S	– „Kommt Ihnen die sonst vertraute Umgebung in letzter Zeit irgendwie verändert oder fremd vor? Haben sich Ihre Sinneseindrücke verändert? Sehen Sie z. B. Farben anders, hören Sie Musik leiser, schmeckt das Essen fade (wie Pappe)?"
54. Depersonalisation	S	– „Kommen Sie sich irgendwie fremd, verändert vor?" (Wenn ja) „Können Sie mir das näher beschreiben?" – „Fühlen Sie sich selbst irgendwie körperlich verändert?" – „Manchmal berichten Menschen, dass sie sich wie eine Hülle erleben oder sich wie von außen beobachten."
55. Gedankenausbreitung	S	– „Meinen Sie, andere kennen Ihre Gedanken, können wissen, was Sie gerade denken?" (Falls ja) „Geben Sie mir ein Beispiel dafür." – „Glauben Sie, dass andere Personen irgendwie Ihre Gedanken lesen können?"
56. Gedankenentzug	S	(Kann im Zusammenhang mit Sperrung und Gedankenabreißen exploriert werden) – „Haben Sie den Eindruck, andere können Ihre Gedanken wegnehmen?"

Symptom	SF	Beispielfrage und/oder Anmerkungen
57. Gedankeneingebung	S	– „Haben Sie manchmal das Gefühl, Gedanken zu denken, die gar nicht von Ihnen stammen, die man Ihnen sozusagen gemacht hat?" – „Haben Sie manchmal den Eindruck, dass bestimmte Gedanken nicht Ihre eigenen sind?" – „Haben Sie das Gefühl, Ihre Gedanken werden von anderen (z. B. außenstehenden Mächten oder Personen) beeinflusst oder gelenkt?" (Falls ja, genau schildern lassen)
58. andere Fremdbeeinflussungserlebnisse	S	– „Manche Menschen haben gelegentlich das Gefühl, hypnotisiert zu werden, gleichsam ferngesteuert zu sein. Kennen Sie ein solches Gefühl auch?" (Falls ja) „Können Sie mir dies bitte etwas genauer beschreiben?" – „Haben Sie sonst irgendwie das Gefühl, von anderen gesteuert oder beeinflusst zu werden?" (Beispiel nennen, z. B. bestrahlt oder hypnotisiert zu werden)

4.2.9 Störungen der Affektivität

Allgemeine Vorbemerkungen

Dieser Merkmalsbereich muss sowohl durch gezieltes Fragen als auch durch Verhaltensbeobachtung während des Interviews beurteilt werden. Über diesen Merkmalsbereich bietet sich auch ein Einstieg in das Gespräch an.

Einstiegsfrage

„Können Sie mir berichten, wie es Ihnen in den letzten 3 bis 4 Tagen von der Stimmung und vom Befinden her ging?"

Symptom	SF	Beispielfrage und/oder Anmerkungen
59. ratlos	F	Dieses Symptom ist meist aus dem Verhalten zu schließen und muss dann näher exploriert werden. – „Ich habe den Eindruck, dass Sie im Augenblick gar nicht so recht wissen, was los ist." – „Ich habe den Eindruck, dass Sie sich im Augenblick nicht so recht zurechtfinden, stimmt das?"
60. Gefühl der Gefühllosigkeit	S	– „Hat sich irgendetwas in Ihrem Gefühlsleben verändert?" (Wenn ja) „Können Sie mir das näher beschreiben? Wie kann ich mir das vorstellen?" – „Können Sie die Vielfalt der unterschiedlichen Gefühle von großer Freude über Ärger bis Trauer im Augenblick spüren?" (Falls sich etwas verändert hat) „Können Sie dies genauer beschreiben?" – „Können Sie traurig sein oder sich freuen? Oder fühlen Sie sich eher innerlich wie leer?" – „Können Sie Gefühle für andere empfinden, lachen oder weinen?" – „Haben Sie den Eindruck, dass Ihre Gefühle wie abgestorben oder versteinert sind (innerlich leer, tot, starr)?" – „Können Sie weinen, wenn Sie traurig sind?" Evtl. ist es notwendig, Beispielsituationen zu nennen (z. B. „Können Sie sich z. B. freuen, wenn Besuch kommt?")
61. affektarm	F	
62. Störung der Vitalgefühle	S	– „Wie fühlen Sie sich insgesamt körperlich?" (Wichtig: möglichst genau beschreiben lassen) – „Haben Sie das Gefühl, dass Ihre Lebendigkeit, Ihr Schwung, Ihre Frische sich verringert haben? Fühlen Sie

Symptom	SF	Beispielfrage und/oder Anmerkungen
		sich eher niedergeschlagen, kraftlos, schlapp oder müde?" – „Fühlen Sie sich körperlich fit oder wie würden Sie es mit eigenen Worten beschreiben?"
63. deprimiert	SF	– „Wie fühlen Sie sich im Augenblick von der Stimmung her?" – „Wie würden Sie Ihre augenblickliche Stimmung beschreiben?" – „Sind Sie traurig?", „Fühlen Sie sich niedergeschlagen?"
64. hoffnungslos	S	– „Können Sie sich vorstellen, dass alles wieder gut wird?" – „Wenn Sie in die Zukunft schauen, was meinen Sie, wird es wieder aufwärts gehen mit Ihnen?" – „Mit welchem Gefühl sehen Sie in die Zukunft?"
65. ängstlich	SF	Dieses Symptom kann im Zusammenhang mit Phobien exploriert werden. – „Ängstigen Sie sich im Augenblick mehr als üblich?" (Falls ja) „Geben Sie bitte ein Beispiel." – „Gab es in den letzten Tagen Gefühle von Ängstlichkeit?" (Wenn ja, genau schildern lassen und auch nach spezifischen auslösenden Situationen fragen im Hinblick auf Phobien.) – „Haben Sie Angst, weil Sie erwarten, dass etwas Schlimmes passieren könnte?" – „Kennen Sie auch plötzliche Anfälle oder Attacken von Angst, bei denen Sie sich sehr unwohl fühlten?"
66. euphorisch	SF	Dieses Symptom ist gut zu beobachten und kann im Zusammenhang mit Symptom 72 „gesteigerte Selbstwertgefühle" exploriert werden. Wenn sich Hinweise ergeben, genauer nachfragen: – „Fühlen Sie sich z. Zt. besonders froh, fast euphorisch?"

Symptom	SF	Beispielfrage und/oder Anmerkungen
		– „Wie ist Ihre Stimmung? Sind Sie z. Zt. besonders gut gelaunt?" – „Ich habe das Gefühl, Sie sind im Augenblick besonders gut gestimmt. Ist das richtig?"
67. dysphorisch	SF	– „Ich erlebe Sie im Augenblick etwas verstimmt und missmutig, ist das richtig so?" – „Sind Sie im Augenblick irgendwie schlecht gelaunt?"
68. gereizt	SF	Dieses Symptom ist hauptsächlich zu beobachten. Es kann jedoch auch nachgefragt werden: – „Ich spüre im Augenblick eine gewisse Gereiztheit bei Ihnen. Stimmt das?" – „Haben Sie in der letzten Zeit bemerkt, dass Sie bestimmte Dinge schnell nerven, Sie leicht in die Luft (an die Decke) gehen?"
69. innerlich unruhig	S	– „Können Sie mir beschreiben, wie es in Ihrem Innern aussieht?" – „Fühlen Sie sich innerlich aufgewühlt?" – „Spüren Sie eine innere Spannung oder Unruhe?"
70. klagsam/ jammrig	F	
71. Insuffizienzgefühle	S	– „Wie sieht es im Augenblick mit Ihrem Selbstvertrauen, Selbstbewusstsein aus?" – „Hat Ihr Leistungsvermögen nachgelassen? Gelingen Ihnen Dinge heute nicht mehr so wie früher?" (Wenn ja, Beispiele nennen lassen) – „Glauben Sie manchmal, dass Sie weniger wert sind als andere Menschen?" – „Wie schätzen Sie selbst Ihre Leistungsfähigkeit ein?"

Symptom	SF	Beispielfrage und/oder Anmerkungen
72. gesteigerte Selbstwertgefühle	S	Kann schon bei Symptom 66 „euphorisch" exploriert werden. – „Trauen Sie sich im Augenblick besonders viel zu?" – „Fühlen Sie sich besonders stark und leistungsfähig?" – „Sind Sie selbstbewusster geworden?" – „Haben Sie besondere Pläne?"
73. Schuldgefühle	S	Dieses Symptom kann im Zusammenhang mit Symptom 20 „Grübeln" exploriert werden. – „Gibt es etwas, was Sie sich vorwerfen?" – „Machen Sie sich Gedanken darüber, etwas falsch gemacht zu haben?" – „Manchmal fühlen sich Patienten im Zusammenhang mit bestimmten Ereignissen oder Begebenheiten schuldig, auch wenn diese viele Jahre zurückliegen. Haben Sie z. Zt. derartige Gefühle oder werfen Sie sich ganz bestimmte Dinge vor? Haben Sie Gewissensbisse?" (Falls ja) „Wie sehen diese aus?", „Worum geht es dabei?" – „Fühlen Sie sich für bestimmte Taten, Dinge oder Gedanken verantwortlich?" (Beispiele: andere enttäuscht zu haben). – „Sind Sie besonders kritisch mit sich selbst?"
74. Verarmungsgefühle	S	– „Fürchten Sie, nicht genug Geld zum Lebensunterhalt zu haben?" – „Ist Ihre Rente (Verdienst, Einkommen) ausreichend?"
75. ambivalent	S	– „Kommt es vor, dass Sie manchmal ganz gegensätzliche Gedanken oder Gefühle gleichzeitig denken oder fühlen müssen?" (Falls ja, Beispiele nennen lassen). – „Erleben Sie verschiedene Gefühle gleichzeitig in sich?" (Evtl. Beispiel

Symptom	SF	Beispielfrage und/oder Anmerkungen
		nennen: Jemanden gleichzeitig lieben und hassen).
76. Parathymie	F	
77. affektlabil	SF	Falls beobachtet, gezielt nachfragen. – „Haben Sie bemerkt, dass sich Ihre Stimmung manchmal von einer Minute zur anderen verändert?" – „Haben Sie erlebt, dass Ihre Stimmung sehr rasch hin- und herschwankt und dass Sie sich gar nicht dagegen wehren können?" – „Sind Sie leicht verletzt und bewegt?" – „Müssen Sie in letzter Zeit bei Anlässen weinen, bei denen das sonst nicht der Fall war?" (evtl. Beispiele geben wie Spielfilme sehen, Abspielen der Nationalhymne) Bei Verdacht bestimmte auslösende Situationen oder Themen (sog. „Trigger") mehrfach vorgeben.
78. affekt-inkontinent	SF	– „Haben Sie bemerkt, bestimmte Gefühle manchmal gar nicht richtig kontrollieren zu können? Dass Sie z. B. gar nicht mehr aufhören können zu weinen. Von Ihren Gefühlen ganz überwältigt werden?"
79. affektstarr	F	

4.2.10 Antriebs- und psychomotorische Störungen

Allgemeine Vorbemerkungen

Dieser Bereich ist meist schon durch die genaue Verhaltensbeobachtung oder durch die Schilderung des Patienten zu beurteilen sowie dann mit gezielten Fragen weiter zu überprüfen.

Manchmal ist es gerade in diesem Bereich notwendig, ergänzend fremdanamnestische Informationen vom Pflegepersonal und von Angehörigen einzuholen.

Einstiegsfrage

- „Ich möchte jetzt mit Ihnen darüber sprechen, wie es mit Ihrer Energie und Initiative bestellt ist, bestimmte Dinge zu tun. Wie sieht es im Augenblick mit Ihren Aktivitäten während des Tages aus?"
- „Können Sie mir bitte einmal einen normalen Tagesablauf von Ihnen beschreiben? Was machen Sie so alles?"

Symptom	SF	Beispielfrage und/oder Anmerkungen
80. antriebsarm	SF	- „Wie steht es mit Ihrem Schwung, Ihrer Tatkraft, Ihrem Unternehmungsgeist?" (alternativ: Elan) - „Womit haben Sie in den letzten Tagen Ihre Zeit verbracht?" - „Sind Sie in gewohnter Weise aktiv?"
81. antriebsgehemmt	S	- „Haben Sie Schwierigkeiten, sich zu etwas durchzuringen, sich aufzuraffen?" - „Fühlen Sie sich in Ihrer Tatkraft irgendwie gebremst, als wenn wie beim Auto die Handbremse angezogen ist?" - „Brauchen Sie für alles mehr Kraft als üblich, als ob Sie gegen einen Widerstand angehen müssen?" - „Gehen Ihnen z. Zt. alltägliche Dinge schwerer von der Hand?"
82. antriebsgesteigert	SF	Dieses Symptom kann auch im Zusammenhang mit „sozialer Umtriebigkeit" exploriert werden. - „Sind Sie z. Zt. aktiver als gewöhnlich, besonders unternehmungslustig?"

Symptom	SF	Beispielfrage und/oder Anmerkungen
		– „Unternehmen Sie mehr Dinge als sonst?"
83. motorisch unruhig	SF	Dieses Symptom ist insbesondere während des Gesprächs zu beobachten. Es muss jedoch auch nachgefragt werden, wie es in anderen Situationen ist (z. B. auf der Station). – „Fällt es Ihnen schwer, auf einem Platz ruhig zu sitzen?" – „Müssen Sie öfter auf- und ablaufen, weil Sie so unruhig sind?" – „Fällt es Ihnen manchmal schwer, ruhig im Bett liegen zu blieben?" – „Haben andere Ihnen schon einmal gesagt, dass Sie etwas zappelig sind?"
84. Parakinesen	F	
85. manieriert/ bizarr	F	
86. theatralisch	F	
87. mutistisch	F	
88. logorrhoisch	F	Bei Verdacht kann nachgefragt werden: – „Mir scheint, Sie sprechen mehr als üblich? Könnte das stimmen?" – „Mir fällt auf, dass Sie sehr viel reden. Haben andere das auch schon zu Ihnen gesagt?"

4.2.11 Circadiane Besonderheiten

Allgemeine Vorbemerkungen

Dieser Fragenkomplex kann im Zusammenhang mit Stimmung und Antrieb oder im Anschluss an Schlafstörungen erfragt werden.

Einstiegsfrage

- „Manche Menschen fühlen sich regelmäßig zu bestimmten Tageszeiten – morgens oder abends – besser bzw. schlechter. Kennen Sie solche regelmäßigen Veränderungen der Befindlichkeit auch?"
- „Gibt es Tageszeiten, an denen Sie sich besonders schlecht oder gut fühlen?"
- „Sie haben mir vorher darüber berichtet, wie Ihre momentane Stimmung ist. Ist dieser Zustand morgens und abends immer gleich oder ändert sich dieser über den Tag hinweg (im Laufe des Tages) irgendwie?"

Symptom	SF	Beispielfrage und/oder Anmerkungen
89. morgens schlechter	SF	– „Fühlen Sie sich morgens schlechter als abends?"
90. abends schlechter	SF	– „Geht es Ihnen eher abends schlechter im Vergleich zum Morgen?"
91. abends besser	SF	– „Oder geht es Ihnen eher abends besser?"

4.2.12 Andere Störungen

Allgemeine Vorbemerkungen

Dieser Merkmalsbereich ist als eine Restkategorie von sehr unterschiedlichen Symptomen anzusehen und sollte sinnvollerweise erst am Ende des Gesprächs abgefragt werden, falls die Symptome nicht bereits im Laufe des Gesprächs abgeklärt werden konnten. Einige Symptome lassen sich jedoch sehr gut im Kontext anderer Symptome mit erfragen (z. B. Suizidalität im Zusammenhang mit deprimiert, hoffnungslos; Aggressivität mit gereizt, sozialer Rückzug mit antriebsarm, soziale Umtriebigkeit mit antriebsgesteigert).

Einstiegsfrage

„Ich möchte Sie jetzt noch einige Dinge fragen, die wir bisher noch nicht angesprochen haben."

Symptom	SF	Beispielfrage und/oder Anmerkungen
92. sozialer Rückzug	SF	Wird am besten bei Abklärung des Antriebs mit überprüft. – „Treffen Sie sich noch genauso oft wie üblich mit Ihren Freunden?" – „Suchen oder vermeiden Sie z. Zt. die Gesellschaft anderer häufiger als gewöhnlich?" – „Können Sie mir berichten, wie z. Zt. Ihre Kontakte zu anderen Menschen sind?" (evtl. erläutern: eher zurückgezogen oder mehr Kontakt als normalerweise?)
93. soziale Umtriebigkeit	SF	Wird am besten bei Abklärung des Antriebs mit überprüft. – „Unternehmen Sie in letzter Zeit häufiger als üblich etwas mit anderen Menschen?" (Falls ja) „Können Sie es mir bitte näher erklären?" Bei Beobachtung von euphorischem und logorrhoischem Verhalten kann sich die Frage zu diesem Symptom anschließen: – „Ich könnte mir vorstellen, dass Sie z. Zt. eher häufig mit Freunden/Bekannten zusammentreffen, mehr Kontakt zu anderen Menschen haben. Kann das sein?" (Beispiele nennen lassen)
94. Aggressivität	SF	– „Sind Sie in letzter Zeit häufig in Streit mit anderen Menschen geraten? Haben Sie mehr geschimpft, was sonst nicht Ihre Art ist?" – „Sind Sie manchmal sogar wegen Kleinigkeiten mit anderen aneinander geraten?"
95. Suizidalität	SF	Wird am besten bei Abklärung der Stimmung mit überprüft. – „Kennen Sie solche Gedanken wie, dass das Leben nicht mehr lebenswert ist, dass es am besten wäre, tot zu sein?"

Symptom	SF	Beispielfrage und/oder Anmerkungen
		– „Denken Sie in Ihrer jetzigen Situation daran, ‚Schluss zu machen', sich umzubringen?"
– „Haben Sie gelegentlich einfach den Wunsch, nicht mehr da zu sein?"
– „Haben Sie in den letzten Tagen den Gedanken gehabt, es wäre auch gut, einfach nicht mehr aufzuwachen?"
– „Haben Sie in letzter Zeit einen Suizidversuch vorbereitet oder unternommen?"
96. Selbstbeschädigung	SF	– „Haben Sie sich in letzter Zeit irgendwelche Verletzungen selbst zugefügt?"
97. Mangel an Krankheitsgefühl	S	– „Fühlen Sie sich im Augenblick krank?"
– „Meinen (glauben) Sie, dass Sie krank sind?"
98. Mangel an Krankheitseinsicht	S	– „Meinen Sie, dass alles, worüber wir bisher gesprochen haben, etwas mit Krankheit zu tun hat – eine psychische Krankheit ist?"
– „Ihre Beschwerden, die Sie mir geschildert haben, könnten diese Zeichen einer psychischen Erkrankung sein?"
– „Oder haben Sie eine andere Erklärung dafür?"
99. Ablehnung der Behandlung	SF	Beim *Erstinterview*:
– „Wir glauben, dass Sie krank sind und behandelt werden müssen. Was meinen Sie, können Sie sich auf eine Behandlung einlassen?"

Beim *Wiederholungsinterview*:
– „Meinen Sie, dass es richtig ist, dass Sie auch weiterhin behandelt werden müssen?"
– „Sie sind jetzt seit einigen Wochen bei uns in Behandlung. Meinen Sie, dass |

Symptom	SF	Beispielfrage und/oder Anmerkungen
		eine Behandlung gut (richtig) für Sie ist?"
100. pflege-bedürftig	SF	Hier kommt es auch auf die Berichte von Angehörigen bzw. dem Pflegepersonal an (z. B. behaupten Demente oft, alles zu können, obwohl dies objektiv nicht der Fall ist). – „Benötigen Sie zur Bewältigung alltäglicher Anforderungen (z. B. sich waschen, anziehen) Hilfe von anderen?" – „Müssen andere Ihnen helfen, um mit dem täglichen Leben fertig zu werden (z. B. sich anzuziehen)?"

4.2.13 Somatischer Befund

Allgemeine Vorbemerkungen

Beim somatischen Befund muss der Untersucher selbst entscheiden, welche Symptome erfragt werden sollen. Ist eine Weiterverwendung der Befunde auf Syndromebene vorgesehen, so sind zumindest diejenigen Symptome zu erfragen, die in diesen Syndromen enthalten sind (Depressives und Vegetatives Syndrom; vgl. Kapitel 3.4 sowie Anhang A, S. 107), gleiches gilt auch für Nutzung für diagnostische Zwecke im Hinblick auf ICD-10 (vgl. auch Kapitel 3.1).

Wenn man an einer genauen Erfassung interessiert ist, hat es sich bewährt, dem Patienten Hilfestellungen zu geben, indem man einzelne Körperregionen anspricht (beginnend am Kopf über Rücken, Herz, Magen bis zu den Füßen).

> **Wichtig:**
>
> Die Erhebung der Symptome dieses Bereiches entbindet den Arzt selbstverständlich nicht von einer eingehenden körperlichen Untersuchung!

Einstiegsfrage

- „Haben Sie zurzeit irgendwelche körperlichen Beschwerden?"
- „Neben dem Gefühl einer schlechten Stimmung (o. Ä.) berichten Patienten häufig auch über körperliche Beschwerden. Haben Sie solche auch?" (Wenn ja) „Welche?"

Im Anschluss an diese Fragen den Patienten zunächst berichten lassen, um dann gezielter die einzelnen Bereiche abzufragen.

Im Folgenden sind nur Beispielfragen für diejenigen Symptome aufgeführt, die für die *Syndrom- oder Skalenbildung* bedeutsam sind.

Symptom	SF	Beispielfrage und/oder Anmerkungen
Schlaf- und Vigilanzstörungen	S	– „Können Sie mir näher beschreiben, wie es im Augenblick mit Ihrem Schlaf klappt?" Im Anschluss daran gezielter nachfragen (Einschlafen, Durchschlafen, Verkürzung der Schlafdauer, Früherwachen) – „Wann sind Sie in letzter Zeit immer ins Bett gegangen?" „Konnten Sie dann gleich einschlafen?" (Wenn ja) „Wie lange haben Sie so wach gelegen?" (Symptom 101: „Einschlafstörungen") – „Nachdem Sie eingeschlafen sind, konnten Sie durchschlafen oder sind Sie zwischendurch wieder aufgewacht?" (Symptom 102: „Durchschlafstörungen") – „Schlafen Sie z. Zt. weniger als wenn es Ihnen gut geht?" (Symptom 103: „Verkürzung der Schlafdauer") – „Wann wachen Sie gegen Morgen auf?" „Ist das früher als sonst?" „Können Sie dann noch einmal wieder ein-

Symptom	SF	Beispielfrage und/oder Anmerkungen
		schlafen?" (Symptom 104: „Früherwachen")
Appetenzstörungen	S	– „Wie steht es im Augenblick mit Ihrem Appetit? Können Sie mit Freude essen, trinken?" (Symptom 106: „Appetit vermindert")
Gastrointestinale Störungen	S	– „Haben Sie in den letzten Tagen das Gefühl von Übelkeit bei sich beobachtet?" (Symptom 112: „Übelkeit")
Kardiorespiratorische Störungen	S	– „Haben Sie in den letzten Tagen Beschwerden beim Atmen beobachtet? Zum Beispiel das Gefühl erlebt, nicht richtig durchatmen zu können oder sogar Erstickungsgefühle erlebt?" (Symptom 117: „Atembeschwerden") – „War Ihnen in den letzten Tagen manchmal schwindelig?" (Falls ja) „In welchen Situationen war dies?" (Symptom 118: „Schwindel") – „Spüren Sie manchmal Ihr Herz besonders stark?" (Falls ja) „Können Sie das genauer beschreiben?" (Symptom 119: „Herzklopfen") „Gab es in letzter Zeit irgendwelche Probleme mit dem Herzen?"
Andere vegetative Störungen	S	– „Haben Sie in den letzten Tagen mehr als sonst geschwitzt?" (Falls ja) „In welchen Situationen war das?" (Symptom 122: „Schwitzen vermehrt")
Weitere Störungen	S	– „Haben Sie gegenwärtig irgendwelche Beschwerden im Kopfbereich?" (Falls ja) „Können Sie diese näher beschreiben?" (Symptom 126: „Kopfdruck") – „Oder gab es manchmal (auch) Gefühle von aufsteigender Hitze oder Hitzewallungen?" (Symptom 129: „Hitzegefühl")

4.3 Beendigung des Interviews

Es gibt verschiedene Möglichkeiten, ein Gespräch zu beenden. Das Ende eines Interviews sollte rechtzeitig angekündigt werden und kann mit einer kurzen *Zusammenfassung der Hauptbeschwerden* eingeleitet werden, um dem Patienten zu zeigen, dass man ihn verstanden hat. Dies kann z. B. erfolgen mit

> „Sie haben mir berichtet, dass Sie ... Habe ich Sie da richtig verstanden?"

Da sich das AMDP-Interview auf die im Manual enthaltenen Symptome zentriert, bei Patienten potenziell auftretende Symptome jedoch vielfältiger sein können (z. B. in der ICD-10 ca. 400), sollte das Gespräch immer mit einer offenen Frage nach weiteren Beschwerden beendet werden:

> – „Gibt es für Sie noch wichtige Dinge, Beschwerden oder Probleme, über die Sie noch nicht berichtet haben, über die wir noch nicht gesprochen haben?"
> – „Gibt es für Sie noch offene Fragen oder unklare Punkte?"
> – „Gibt es für Sie noch etwas Wichtiges, das wir bisher noch nicht angesprochen haben?"
> – „Habe ich irgendetwas vergessen zu fragen, was Ihnen aber wichtig ist und was ich noch wissen sollte, um Sie besser zu verstehen?"

Am *Ende des Gesprächs* sollte dem Patienten für die Mitarbeit gedankt und bei einer geplanten Wiederholung bereits auf diese hingewiesen werden. Ebenso sollte das weitere Vorgehen angesprochen werden (z. B. geplante Behandlungsschritte). Wichtig ist auch (entsprechend den allgemeinen Grundregeln der Gesprächsführung) gerade am Ende des Gesprächs dem Patienten Hoffnung zu vermitteln im Hinblick auf die Zukunft und die Besserung seines momentanen Zustandes.

5 Schlussbemerkungen

Die Entwicklung dieses Interviewleitfadens folgt dem allgemeinen Trend, den Prozess der diagnostischen Erhebungen zu präzisieren und zu vereinheitlichen. Er hat das Ziel, die psychopathologische Befunderhebung mit dem AMDP-System zu unterstützen und dem Anwender Hilfestellung bei der Informationserhebung zu geben. Der Leitfaden kann jedoch auch unabhängig von der Nutzung des AMDP-Systems Anwendung finden.

Obwohl der Interviewleitfaden seit vielen Jahren in der praktischen Anwendung ist, sind wir unverändert daran interessiert, ihn zu verbessern und weiterzuentwickeln. Deshalb bitten wir weiterhin alle Anwender und Nutzer des Leitfadens, uns ihre Rückmeldung und Kritik zu geben, damit bei einer weiteren Neuauflage diese dort einfließen können.

Diese sind zu richten an:

Prof. Dr. Rolf-Dieter Stieglitz
Universitätsspital
Psychiatrische Poliklinik
Petersgraben 4
CH-4031 Basel
E-mail: *rstieglitz@uhbs.ch*

Literatur

Ahrens, B., Haug, H.-J., Lauterbach, E., Schaub, R. T., Schönell, H. & Stieglitz, R.-D. (2004). Der Interviewleitfaden zum AMDP-Modul zur Depression. In H. J. Freyberger & H.-J. Möller (Hrsg.), *Die AMDP-Module* (S. 79–93). Göttingen: Hogrefe.

AMDP (1979). *Das AMDP-System. Manual zur Dokumentation psychiatrischer Befunde* (3. Aufl.). Berlin: Springer.

AMDP (1981). *Das AMDP-System. Manual zur Dokumentation psychiatrischer Befunde* (4. Aufl.). Berlin: Springer.

AMDP (1995). *Das AMDP-System. Manual zur Dokumentation psychiatrischer Befunde* (5., überarbeitete Aufl.). Göttingen: Hogrefe.

AMDP (1997). *Das AMDP-System. Manual zur Dokumentation psychiatrischer Befunde* (6., unveränderte Aufl.). Göttingen: Hogrefe.

AMDP (2000). *Das AMDP-System. Manual zur Dokumentation psychiatrischer Befunde* (7., unveränderte Aufl.). Göttingen: Hogrefe.

AMDP (2007). *Das AMDP-System. Manual zur Dokumentation psychiatrischer Befunde* (8., überarbeitete Aufl.). Göttingen: Hogrefe.

AMDP & CIPS (1990). *Ratingscales for psychiatry*. Weinheim: Beltz.

Angst, J., Battegay, R., Bente, D., Berner, P., Broeren, W., Cornu, F., Dick, P., Engelmeier, M. P., Heimann, H., Helmchen, H., Hippius, H., Pöldinger, W., Schmidlin, P., Schmitt, W. & Weis, P. (1969). Das Dokumentations-System der Arbeitsgemeinschaft für Methodik und Dokumentation in der Psychiatrie (AMP). *Arzneimittel Forschung, 19,* 399–405.

Baumann, U. & Seidenstücker, G. (1977). Zur Taxonomie und Bewertung psychologischer Untersuchungsverfahren bei Psychopharmakaprüfungen. *Pharmakopsychiatrie, 10,* 165–175.

Baumann, U. & Stieglitz, R.-D. (1983). *Testmanual zum AMDP-System*. Berlin: Springer.

Baumann, U. & Stieglitz, R.-D. (1989). Evaluation des AMDP-Systems anhand der neueren Literatur (1983–1987). *Fortschritte der Neurologie und Psychiatrie, 57,* 357–373.

Baumann, U. & Stieglitz, R.-D. (1997). Das AMDP-System: ein psychologischer Test? In H.-J. Haug & R.-D. Stieglitz (Hrsg.), *Das AMDP-System in der klinischen Anwendung und Forschung* (S. 30–41). Göttingen: Hogrefe.

Beck, A. T., Ward, C., Mendelson, M., Mock, J. & Erlbaugh, J. (1962). Reliability of pychiatric diagnosis. 2. A study of consistency of clinical judgements and ratings. *American Journal of Psychiatry, 119,* 351–357.

Bellebaum, A. (1976). Interview. In W. Arnold, H. J. Eysenck & R. Meili (Hrsg.), *Lexikon der Psychologie* (S. 219–223). Freiburg: Herder.

Berger, M. & Stieglitz, R.-D. (1997). Die Bedeutung des AMDP-Systems in der Facharztweiterbildung. In H.-J. Haug & R.-D. Stieglitz (Hrsg.), *Das AMDP-System in der klinischen Anwendung und Forschung* (S. 124–127). Göttingen: Hogrefe.

Bleuler, E. (1983). *Lehrbuch der Psychiatrie* (15. Aufl.). Berlin: Springer.

Bobon, D. (1983). Foreign adaptations of the AMDP-system. In D. Bobon, U. Baumann, J. Angst, H. Helmchen & H. Hippius (Eds.), *AMDP-system in pharmacopsychiatry* (pp. 19–34). Basel: Karger.

Bortz, J. (1984). *Lehrbuch der empirischen Forschung für Sozialwissenschaftler.* Berlin: Springer.

Bortz, J. & Döring, N. (1995). *Forschungsmethoden und Evaluation* (2. Aufl.). Berlin: Springer.

Busch, H. & Vogel, H. P. (1977). Unterschiedliches Dokumentationsverhalten: Frei formulierter vs. standardisierter psychopathologischer Befund (AMP-Beleg 3). *Methodik der Information in der Medizin, 16,* 131–137.

CIPS (1996). *Internationale Skalen für Psychiatrie* (4., überarbeitete Aufl.). Göttingen: Beltz Test.

CIPS (2005). *Internationale Skalen für Psychiatrie* (5., vollständig überarbeitete und erweiterte Aufl.). Göttingen: Beltz Test.

Cording, C., Gaebel, W., Spengler, P., Stieglitz, R.-D., Geiselhart, H., John, U., Netzold, D. & Schönell, H. (1995). Die neue Basisdokumentation. Eine Empfehlung der DGPPN zur Qualitätssicherung im (teil-)stationären Bereich. *Spektrum der Psychiatrie, Psychotherapie und Nervenheilkunde, 24,* 3–41.

Deegener, G. (2003). Exploration. In K. D. Kubinger & R. S. Jäger (Hrsg.), *Schlüsselbegriffe der Psychologischen Diagnostik* (S.131–135). Weinheim: Beltz.

Dilling, H. (2002). *Lexikon der ICD-10 Klassifikation psychischer Störungen.* Bern: Huber.

Dittmann, V. (1996). Die psychiatrische Untersuchung. In B. Neundörfer, E. Schneider, V. Dittmann & W. Pöldinger (Hrsg.), *Bildatlas der Psychiatrie* (S. 270–271). Karlsruhe: Braun.

Fähndrich, E. (1979). Erfassung und Dokumentation psychopathologischer Befunde. In M. Bergener (Hrsg.), *Mehrdimensionale Psychiatrie* (S. 47–72). Düsseldorf: Janssen.

Fähndrich, E., Helmchen, H. & Hippius, H. (1983). The history of the AMDP-System. In D. Bobon, U. Baumann, J. Angst, H. Helmchen & H. Hippius (Eds.), *AMDP-system in psychopharmacology* (pp. 1–9). Basel: Karger.

Fähndrich, E. & Renfordt, E. (1985). The AMDP-System for the documentation of psychiatric symptoms: Course and effectivity of a training seminar. *Pharmacopsychiatry, 18*, 278–281.

Fähndrich, E. & Woggon, B. (1997). Geschichte der AMDP. In H.-J. Haug & R.-D. Stieglitz (Hrsg.), *Das AMDP-System in der klinischen Anwendung und Forschung* (S. 15–20). Göttingen: Hogrefe.

Freyberger, H. J., Ermer, A. & Stieglitz, R.-D. (2002). Psychiatrische Untersuchung und Befunderhebung. In H. J. Freyberger, W. Schneider & R.-D. Stieglitz (Hrsg.), *Kompendium der Psychiatrie, Psychotherapie, Psychosomatischen Medizin* (11. Aufl., S. 2–31). Basel: Karger.

Freyberger, H. J. & Möller, H.-J. (Hrsg.). (2004). *Die AMDP-Module*. Göttingen: Hogrefe.

Freyberger, H. J., Schneider, W. & Stieglitz, R.-D. (Hrsg.) (2002). *Kompendium der Psychiatrie, Psychotherapie, Psychosomatischen Medizin* (11. Aufl.). Basel: Karger.

Freyberger, H. J., Stieglitz, R.-D. & Wittchen, H.-U. (2001). Klassifikation. In R.-D. Stieglitz, U. Baumann & H. J. Freyberger (Hrsg.), *Psychodiagnostik in Klinischer Psychologie, Psychiatrie, Psychotherapie* (S. 50–64). Stuttgart: Thieme.

Gastpar, M. T., Kasper, S. & Linden, M. (Hrsg.). (2002). *Psychiatrie* (2. Aufl.). Berlin: de Gryuter.

Gebhardt, R., Pietzcker, A., Strauss, A., Stoeckel, M., Langer, C. & Freudenthal, K. (1983). Skalenbildung im AMDP-System. *Archiv für Psychiatrie und Nervenkrankheiten, 233*, 223–245.

Hamilton, M. (1967). Development of a rating scale for primary depressive illness. *British Journal of Social and Clinical Psychology, 6*, 278–296.

Haug, H.-J. & Stieglitz, R.-D. (Hrsg.). (1997). *Das AMDP-System in der klinischen Anwendung und Forschung*. Göttingen: Hogrefe.

Heimann, H. & Rein, W. (1983). Rater training for the use of psychiatric rating scales: Recommendations for the AMDP-System. In D. Bobon, U. Baumann, J. Angst, H. Helmchen & H. Hippius (Eds.), *AMDP-system in psychopharmacology* (pp. 119–124). Basel: Karger.

Helzer, J. E. (1981). The use of structured diagnostic interview for routine psychiatric evaluations. *Journal of Mental Disease, 169*, 45–49.

Hoff, P. (1995). Allgemeine Einführung in die Psychopathologie. *TW Neurologie Psychiatrie*, *9*, 182–188.

Hoff, P. (1997). Historische Aspekte psychopathologischer Befunderhebung. In H.-J. Haug & R.-D. Stieglitz (Hrsg.), *Das AMDP-System in der klinischen Anwendung und Forschung* (S. 7–14). Göttingen: Hogrefe.

Hron, A. (1982). Interview. In G. L. Huber & H. Mandl (Hrsg.), *Verbale Daten* (S. 119–140). Weinheim: Beltz.

Kessler, B. H. (1997). Daten aus dem Interview. In R. S. Jäger & F. Petermann (Hrsg.), *Psychologische Diagnostik (4. Aufl.)* (S. 429–439). Weinheim: Psychologische Verlags Union.

Kici, G. & Westhoff, K. (2000). Anforderungen psychologisch-diagnostischer Interviews in der Praxis. *Report Praxis*, *25*, 428–453.

Kind, H. & Haug, H.-J. (2002). *Psychiatrische Untersuchung. Ein Leitfaden für Studierende und Ärzte in Praxis und Klinik* (6. Aufl.). Berlin: Springer.

Lienert, G. A. & Raatz, U. (1994). *Testaufbau und Testanalyse* (5. überarbeitete u. erweiterte Aufl.). Weinheim: Beltz.

Möller, H.-J., Laux, G., Deister, A. & Braun-Scharm, H. (2001). *Psychiatrie und Psychotherapie* (2. Aufl.). Stuttgart: Thieme.

Mombour, W. (1996). Die neuen nosologischen Klassifikationsverfahren DSM-III/DSM-III-R und ICD-8/9/10. In V. Faust (Hrsg.), *Psychiatrie* (S. 17–29). Stuttgart: Fischer.

Mormont, C. (1987). Systématisation de l'entretien clinique en fonction des échelles AMDP. *Acta Psychiatrica Belgica*, *8*, 61–68.

Neumann, J., Greger, J., Littmann, E. & Ott, J. (1984). *Psychiatrischer Untersuchungskurs*. Stuttgart: Thieme.

Othmer, E. & Othmer, S. C. (1994). *The clinical interview using DSM-IV. Volume 1: Fundamentals*. Washington: American Psychiatric Press.

Pietzcker, A., Gebhardt, R., Strauss, A., Stöckel, M., Langer, C. & Freudenthal, K. (1983). The syndrome scales in the AMDP-System. In D. Bobon, U. Baumann, J. Angst, H. Helmchen & H. Hippius (Eds.), *The AMDP-system in psychopharmacology* (pp. 88–99). Basel: Karger.

Prüfer, P. & Stiegler, A. (2002). Die Durchführung standardisierter Interviews. Ein Leitfaden. Mannheim: ZUMA.

Saghir, M. T. (1971). A comparison of some aspects of structured and unstructured psychiatric interviews. *American Journal of Psychiatry*, *128*, 180–184.

Scharfetter, C. (1971). *Das AMP-System*. Berlin: Springer.

Scharfetter, C. (1983). The psychopathological background of the AMDP-system. In D. Bobon, U. Baumann, J. Angst, H. Helmchen & H. Hippius (Eds.), *The AMDP-system in psychopharmacology* (pp. 46–54). Basel: Karger.

Scharfetter, C. (2002). *Allgemeine Psychopathologie (5. Aufl.)*. Stuttgart: Thieme.

Schaub, R. T., Haug, H.-J., Schönell, H. & Linden, M. (1997). Qualitätssicherung und Basisdokumentation mit dem AMDP-System. In H.-J. Haug & R.-D. Stieglitz (Hrsg.), *Das AMDP-System in der klinischen Anwendung und Forschung* (S. 71–77). Göttingen: Hogrefe.

Schmidke, K. (1997). Neuropsychologische Syndrome. In A. Hufschmidt & C. H. Lücking (Hrsg.), *Neurologie compact* (S. 5–15). Stuttgart: Thieme.

Schmidt, L. R. & Kessler, B. H. (1976). *Anamnese*. Weinheim: Beltz.

Stieglitz, R.-D., Ahrens, B. & Freyberger, H. J. (2001). Fremdbeurteilungsverfahren. In R.-D. Stieglitz, U. Baumann & H. J. Freyberger (Hrsg.), *Psychodiagnostik in Klinischer Psychologie, Psychiatrie, Psychotherapie* (S. 95–106). Stuttgart: Thieme.

Stieglitz, R.-D. & Ermer, A. (2004). Die AMDP-Checkliste zur Bewertung von Selbst- und Fremdgefährdung (AMDP-CLSF). In H. J. Freyberger & H.-J. Möller (Hrsg.), *Die AMDP-Module* (S. 151–157). Göttingen: Hogrefe.

Stieglitz, R.-D., Fähndrich, E. & Renfordt, E. (1988). Interrater study for the AMDP-system. *Pharmacopsychiatry*, *21*, 451–452.

Stieglitz, R.-D. & Freyberger, H. J. (2004). Psychiatrische Untersuchung und Befunderhebung. In M. Berger (Hrsg.), *Psychische Erkrankungen* (2. Aufl., S. 15–45). München: Urban & Fischer.

Stieglitz, R.-D., Freyberger, H.-J. & Haug, H.-J. (1997). Symptomatologische, syndromatologische und klassifikatorische Diagnostik mit dem AMDP-System. In H.-J. Haug & R.-D. Stieglitz (Hrsg.), *Das AMDP-System in der klinischen Anwendung und Forschung* (S. 66–135). Göttingen: Hogrefe.

Stieglitz, R.-D. & Schaub, R. T. (1997). Syndrombildung im AMDP-System. In H.-J. Haug & R.-D. Stieglitz (Hrsg.), *Das AMDP-System in der klinischen Anwendung und Forschung* (S. 143–149). Göttingen: Hogrefe.

Stieglitz, R.-D., Smolka, M., Bech, P. & Helmchen, H. (1998). *Die Bech-Rafaelsen-Melancholie-Skala (BRMS). Testmanual*. Göttingen: Hogrefe.

Tewes, U. (1994). *Hamburg-Wechsler Intelligenztest für Erwachsene (Revision 1991)* (2. Aufl.). Bern: Huber.

Tölle, R. & Windgassen, R. (2002). *Psychiatrie* (13. Aufl.). Berlin: Springer.
Trabert, W. & Luderer, H.-J. (1997). Psychopathologie-Seminare mit dem AMDP-System. In H.-J. Haug & R.-D. Stieglitz (Hrsg.), *Das AMDP-System in der klinischen Anwendung und Forschung* (S. 59–62). Göttingen: Hogrefe.
Volbert, R. (2003). Suggestibilität. In K. Kubinger & R. S. Jäger (Hrsg.), *Schlüsselbegriffe der Psychologischen Diagnostik* (S. 395–398). Weinheim: Beltz.
Ward, C. H., Beck, A. T., Mendelson, M., Mock, J. & Erbaugh, J. K. (1962). The psychiatric nomenclature. Reasons for diagnostic disagreement. *Archives of General Psychiatry, 7,* 198–205.
Westhoff, K. & Kluck, M.-L. (1998). *Psychologische Gutachten schreiben und beurteilen* (3. Aufl.). Berlin: Springer.
Wittchen, H.-U. (1993). Diagnostik psychischer Störungen: Über die Optimierung der Reliabilität zur Verbesserung der Validität? In M. Berger, H.-J. Möller & H.-U. Wittchen (Hrsg.), *Psychiatrie als empirische Wissenschaft* (S. 17–39). München: Zuckschwerdt.
Wittchen, H.-U., Semler, G., Schramm, E. & Spengler, P. (1988). Diagnostik psychischer Störungen mit strukturierten und standardisierten Interviews: Konzepte und Vorgehensweisen. *Diagnostica, 34,* 58–84.
Woggon, B. (1979). Einstufung von AMP-Symptomen bezüglich Fremd- und Selbstbeurteilung. *Internationale Pharmakopsychiatrie, 14,* 158–169.

Anhang

Anhang A: AMDP-Syndrome

I Primärskalen zum AMDP-System nach Gebhardt et al. (1983)

Skala 1: Paranoid-halluzinatorisches Syndrom (PARHAL)

- 33 Wahnstimmung
- 34 Wahnwahrnehmung
- 35 Wahneinfall
- 36 Wahngedanken
- 37 Systematisierter Wahn
- 38 Wahndynamik
- 39 Beziehungswahn
- 40 Beeinträchtigungs- und Verfolgungswahn
- 48 Stimmenhören
- 51 Körperhalluzinationen
- 54 Depersonalisation
- 56 Gedankenentzug
- 58 Andere Fremdbeeinflussungserlebnisse

Skala 2: Depressives Syndrom (DEPRES)

- 20 Grübeln
- 60 Gefühl der Gefühllosigkeit
- 62 Störung der Vitalgefühle
- 63 Deprimiert
- 64 Hoffnungslos
- 71 Insuffizienzgefühle
- 73 Schuldgefühle
- 81 Antriebsgehemmt
- 89 Morgens schlechter
- 102 Durchschlafstörungen
- 103 Verkürzung der Schlafdauer
- 104 Früherwachen
- 106 Appetit vermindert

Skala 3: Psychoorganisches Syndrom (PSYORG)

- 2 Bewusstseinstrübung
  Orientierungsstörungen
- 5 Zeitlich
- 6 Örtlich
- 7 Situativ
- 8 Über die eigene Person
- 9 Auffassungsstörungen
- 11 Merkfähigkeitsstörungen
- 12 Gedächtnisstörungen
- 13 Konfabulationen
- 100 Pflegebedürftig

Skala 4: Manisches Syndrom (MANI)

- 22 Ideenflüchtig
- 66 Euphorisch
- 72 Gesteigertes Selbstwertgefühl
- 82 Antriebsgesteigert
- 83 Motorisch unruhig
- 88 Logorrhoisch
- 93 Soziale Umtriebigkeit

Skala 5: Hostilitätssyndrom (HOST)

- 27 Misstrauen
- 67 Dysphorisch
- 68 Gereizt
- 94 Aggressivität
- 97 Mangel an Krankheitsgefühl
- 98 Mangel an Krankheitseinsicht
- 99 Ablehnung der Behandlung

Skala 6: Vegetatives Syndrom (VEGET)	Skala 8: Zwangssyndrom (ZWANG)
28 Hypochondrie (nicht wahnhaft) 112 Übelkeit 117 Atembeschwerden 118 Schwindel 119 Herzklopfen 120 Herzdruck 122 Schwitzen vermehrt 126 Kopfdruck 129 Hitzegefühl	30 Zwangsdenken 31 Zwangsimpulse 32 Zwangshandlungen
	Skala 9: **Neurologisches Syndrom (NEUROL)[1]**
Skala 7: **Apathisches Syndrom (APA)**	132 Rigor 133 Muskeltonus erniedrigt 134 Tremor 135 Dyskinesien 136 Hypokinesen 137 Akathisie 139 Nystagmus – Cerebrale Krampfanfälle
15 Gehemmt 16 Verlangsamt 17 Umständlich 18 Eingeengt 61 Affektarm 79 Affektstarr 80 Antriebsarm 92 Sozialer Rückzug	

[1] Nicht empirisch, a-priori-Skala.

II Übergeordnete Skalen zum AMDP-System nach Gebhardt et al. (1983)

Übergeordnete Skala: Paranoid-halluzinatorische Symptomatik PARHAL (Ü)	Übergeordnete Skala: Psychoorganische Symptomatik PSYORG (Ü)
33 Wahnstimmung 34 Wahnwahrnehmung 35 Wahneinfall 36 Wahngedanken 37 Systematisierter Wahn 38 Wahndynamik 39 Beziehungswahn 40 Beeinträchtigungs- und Verfolgungswahn 48 Stimmenhören 51 Körperhalluzinationen 54 Depersonalisation 56 Gedankenentzug 58 Andere Fremdbeeinflussungserlebnisse 97 Mangel an Krankheitsgefühl 98 Mangel an Krankheitseinsicht	2 Bewusstseinstrübung Orientierungsstörungen 5 Zeitlich 6 Örtlich 7 Situativ 8 Über die eigene Person 9 Auffassungsstörungen 11 Merkfähigkeitsstörungen 12 Gedächtnisstörungen 13 Konfabulationen 100 Pflegebedürftig

Übergeordnete Skala: Depressive Symptomatik DEPRES (Ü)
15 gehemmt 16 verlangsamt 18 eingeengt 20 Grübeln 60 Gefühl der Gefühllosigkeit 62 Störung der Vitalgefühle 63 Deprimiert 64 Hoffnungslos 71 Insuffizienzgefühle 73 Schuldgefühle 80 Antriebsarm 81 Antriebsgehemmt 89 Morgens schlechter 92 Sozialer Rückzug 102 Durchschlafstörungen 106 Appetit vermindert

Anhang B: Normwerte für die AMDP-Syndrome

Rohwerte	PARHAL	DEPRES	PSYORG	MANI	HOST	VEGET	APA	ZWANG	PARHAL (Ü)	DEPRES (Ü)	PSYORG (Ü)	Rohwerte
0	43	31	42	42	40	42	35		41	27	42	0
1	50	38	51	51	48	51	43		47	35	51	1
2	54	43	56	56	52	56	48		51	40	56	2
3	56	46	60	59	56	60	52		54	43	60	3
4	59	48	62	62	58	63	54		56	46	62	4
5	60	50	65	64	60	65	56		57	48	65	5
6	62	52	67	66	62	67	58		59	49	67	6
7	63	53	68	68	63	69	60		60	51	68	7
8	64	55	70	69	65	71	61		61	52	70	8
9	65	56	71	71	66	72	62		62	53	71	9
10	66	57	72	72	67	73	63		63	55	72	10
11	67	58	73	73	68	74	64		64	56	73	11
12	68	59	74	74	69	75	65		65	56	74	12
13	69	59	75	75	69	76	66		65	57	75	13
14	69	60	76	76	70	77	67		66	58	76	14
15	70	61	77	76	71	78	68		66	59	77	15
16	70	61	78	77	72	79	69		67	60	78	16
17	71	62	79	78	72	80	69		68	60	79	17
18	72	63	79	79	73	81	70		68	61	79	18
19	72	63	80	79	73	81	70		69	61	80	19
20	73	64	81	80	74	82	71		69	62	81	20
21	73	64	81		74		72		69	62	81	21
22	73	65	82				72		70	63	82	22
23	74	65	82				73		70	63	82	23
24	74	66	83						71	63	83	24
25	75	66	83						71	64	83	25

Rohwerte	PARHAL	DEPRES	PSYORG	MANI	HOST	VEGET	APA	ZWANG	PARHAL (Ü)	DEPRES (Ü)	PSYORG (Ü)	Rohwerte
26	75	66							71	65		26
27	75	67							72	65		27
28	75	67							72	66		28
29	76	67							72	66		29
30	76	68							73	66		30
31	76	68							73	67		31
32	76	68							73	67		32
33	77	69							73	67		33
34	77	69							74	68		34
35		69							74	68		35
36									74	68		36
37									74	69		37
38									74	69		38
39									75	69		39
40										70		40
41										70		41
42										70		42
43										70		43
44										71		44
M	2.89	7.44	1.77	1.82	2.72	1.62	3.88	0.16	3.99	8.37	1.73	
s	5.18	6.64	3.22	3.12	3.71	2.58	3.86	0.75	6.04	8.07	3.15	

Umrechnungstabelle Rohwerte/T-Werte der Syndromskalen von Gebhardt et al. (1983): Nach dieser Tabelle dürfen nur die Rohwerte (RW) einzelner Patienten transformiert werden. Eine Transformation der Mittelwerte von Gruppen ist wegen der vorgeschalteten logarithmischen Transformation nicht zulässig. Die T-Mittelwerte für eine Gruppe von Patienten sind aus den T-Werten der einzelnen Patienten zu berechnen!

Abkürzungen vgl. Anhang A

Anhang C: Klinische Prüfungen

Im AMDP-System gibt es einige Symptome, deren Bewertung unbedingt eine explizite Prüfung erfordert. Hierzu zählen Symptome aus den Bereichen Orientierungsstörungen, Aufmerksamkeits- und Gedächtnisstörungen. Während die Orientierungsstörungen durch die im Interviewleitfaden explizit aufgeführten Fragen zu überprüfen sind, bedarf es für die nachfolgenden Symptome aus dem Bereich der Aufmerksamkeits- und Gedächtnisstörungen u. U. weiterer Überprüfungen. Bei folgenden Symptomen gilt dies:
- 9 Auffassungsstörungen,
- 10 Konzentrationsstörungen,
- 11 Merkfähigkeitsstörungen,
- 12 Gedächtnisstörungen.

Diese Symptome lassen sich zwar oft auch aus dem Gesprächsverlauf heraus bzw. durch Berichte des Patienten bewerten, auf eine klinische Prüfung darf jedoch auf keinen Fall verzichtet werden. Um dem Anwender hier eine Hilfe zu geben, finden sich nachfolgend Beispiele, wie dies erfolgen kann. An dieser Stelle muss nochmals darauf hingewiesen werden, wie bereits im vorausgehenden Text betont, dass es sich lediglich um grobe klinische Prüfungen handeln kann, die keine differenzierte allgemeine oder neuropsychologische Leistungsuntersuchung ersetzen können!

Sie haben somit eher die Funktion von sog. Bedside-Tests. Die ausgewählten Beispiele orientieren sich an allgemeinen Vorschlägen zur Prüfung (z. B. Schmidke, 1997) sowie „klassischen" Testverfahren aus dem Leistungsbereich (vor allem Hamburg Wechsler Intelligenztest, HAWIE-R; Tewes, 1994).

Symptom 9 „Auffassungsstörungen"

- Im klinischen Gespräch oft dadurch zu beobachten, dass der Patient Schwierigkeiten hat, Fragen in ihrer Bedeutung zu verstehen.

- Die klinische Prüfung kann durch drei mögliche Vorgehensweisen erfolgen: Vorgabe von Sprichworten, Erkennen von Gemeinsamkeiten bzw. Unterschieden zwischen Wortpaaren oder Erläutern des Sinngehaltes von Fabeln.

Sprichworte

Zur Überprüfung der Auffassung bietet sich die Vorgabe von Sprichworten an. Da es sich um die Bewertung der Abstraktionsfähigkeit handelt, müssen die Sprichworte vom Patienten nicht gekannt werden.

Bei nicht deutschsprachig aufgewachsenen Patienten sollte jedoch auf Sprichworte (wie auch Fabeln) verzichtet werden, da sie stark sprach- und kulturabhängig sind.

Nachfolgend findet sich eine Zusammenstellung von Sprichwörtern als Vorschläge. Bei der Zusammenstellung wurde versucht, diese grob hinsichtlich des Schweregrades zu klassifizieren:
- *eher leichte Sprichworte*
  - Ehrlich währt am längsten.
  - Ein Unglück kommt selten allein.
  - Es ist nicht alles Gold was glänzt.
  - Geld alleine macht nicht glücklich.
  - Not macht erfinderisch.
  - Was ich nicht weiß, macht mich nicht heiß.
  - Wer den Pfennig nicht ehrt, ist des Talers nicht wert.
- *eher mittelschwere Sprichworte*
  - Aus dem Auge, aus dem Sinn.
  - Eine Hand wäscht die andere.
  - Lügen haben kurze Beine.
  - Man sollte das Eisen schmieden, so lange es heiß ist.
  - Steter Tropfen höhlt den Stein.
  - Stille Wasser sind tief.
  - Viele Köche verderben den Brei.
- *eher schwere Sprichworte*
  - Der Lauscher an der Wand hört seine eigene Schand.
  - Eine Schwalbe macht noch keinen Sommer.
  - Wer im Glashaus sitzt, sollte nicht mit Steinen werfen.

- Wer zuerst kommt, mahlt zuerst.
- Wo gehobelt wird, fallen Späne.
- Wo ein Wille ist, ist auch ein Weg.

Fabeln

Alternativ zu Sprichwörtern können auch Fabeln vorgegeben werden, die jedoch in der Regel einen höheren Schwierigkeitsgrad aufweisen. Fabeln kann man einer Vielzahl von Büchern entnehmen.

Exemplarisch an dieser Stelle sei eine Fabel genannt, die in verschiedenen psychiatrischen Büchern oft als Beispiel aufgeführt wird.

Fabel „Der mit Salz beladene Esel"

Ein Esel, der mit Salz beladen war, musste durch einen Fluss waten. Er fiel hin und blieb einige Augenblicke in der kühlen Flut liegen. Beim Aufstehen fühlte er sich um einen großen Teil seiner Last erleichtert, weil sich das Salz im Wasser aufgelöst hatte. Langohr merkte sich diesen Vorteil und wandte ihn gleich am nächsten Tag an, als er, mit Schwämmen beladen, wieder durch diesen Fluss musste.
Diesmal fiel er aber absichtlich hin, sah sich aber arg getäuscht. Die Schwämme hatten nämlich das Wasser aufgesogen und waren nun bedeutend schwerer als vorher. Die Last war so groß, dass er unterging.

→ Ein Mittel taugt nicht für alle Fälle.

Ebenfalls exemplarisch sei folgendes Buch genannt, in dem sich viele weitere Fabeln finden:
Theodor Etzel (o. J.): *Fabeln und Parabeln der Weltliteratur*. Köln: Komet.

Wortpaare

Als weitere Möglichkeit der klinischen Überprüfung der Auffassung bietet sich die Vorgabe von Wortpaaren an, deren *Gemeinsamkeit* zu erläutern ist:

a. eher leichte Wortpaare
   Apfelsine – Banane
   Norden – Süden
b. eher mittelschwere Wortpaare
   Buch – Fernseher
   Auge – Ohr
c. eher schwer Wortpaare
   Zoo – Bücherei
   Arbeit – Spiel

Es können aber auch *Unterschiede* zwischen Begriffspaaren erfragt werden wie z. B. Treppe – Leiter, Haus – Zelt, Fahrrad – Motorrad.

Symptom 10 „Konzentrationsstörungen"

Im klinischen Gespräch oft dadurch zu beobachten, dass der Patient Schwierigkeiten hat, Fragen zu folgen oder den Faden verliert.

Die klinische Prüfung kann entsprechend den im Interviewleitfaden aufgeführten Möglichkeiten erfolgen (vgl. Kap. 4.2.3). Folgende weitere Möglichkeiten gibt es:
– Zahlen unterschiedlicher Länge vorwärts und rückwärts nachsprechen lassen (z. B. 5–7; 4–2–9; 3–1–8–5 usw.).
– Kurzen Text vorlesen und nacherzählen lassen.

Symptom 11 „Merkfähigkeitsstörungen"

Im klinischen Gespräch oft dadurch zu beobachten, dass der Patient Schwierigkeiten hat, zu erinnern, was bereits kurz vorher besprochen wurde.

Die klinische Prüfung kann erfolgen durch
– Fragen nach bereits kurz vorher besprochenen Aspekten,
– Vorgabe und Wiederholenlassen von drei Begriffen innerhalb von 10 Minuten.

Symptom 12 „Gedächtnisstörungen"

Im klinischen Gespräch oft dadurch zu beobachten, dass der Patient Schwierigkeiten hat, z. B. wichtige Aspekte die Behandlung betreffend, zu erinnern (z. B. Name des Behandlers, Medikamente)

Die klinische Prüfung kann erfolgen durch
– Fragen nach dem Behandler,
– Fragen, was es gestern im Fernsehen/zu essen gab,
– Tagesablauf des Patienten schildern lassen.

Anhang D: AMDP-Trainingsseminare

Die Durchführung von Fremdbeurteilungsverfahren setzt zunächst ein umfassendes Training voraus (Stieglitz, 2000). Dies gilt selbst für relativ kurze Verfahren wie z. B. die Bech-Rafaelsen-Melancholie-Skala (BRMS) mit nur 11 Items (vgl. Stieglitz et al., 1998). Um so mehr gilt dies für ein komplexes Dokumentationssystems wie dem AMDP-System, wobei sich hier das Training selbst meist nur auf den psychopathologischen Befund zentriert. Die Erhebung der Informationen zu den anderen Bereichen des Systems (Anamnese und Somatischer Befund) stellt sich als weniger problematisch dar, da hier keine klinischen Entscheidungen und Bewertungen vorzunehmen sind.

Einführungen in Form von AMDP-Trainingsseminaren werden von der AMDP seit über 30 Jahren angeboten. Auf Grund der daraus resultierenden Erfahrungen wurden die Inhalte immer wieder modifiziert. In der jetzt gültigen Form beinhalten sie zwei große Teilkomplexe:
- theoretische Einführung in das AMDP-System sowie
- praktische Übungen mit dem AMDP-System.

In der *theoretischen Einführung* geht es um die Vermittlung der Grundlagen, die zum Verständnis des Systems notwendig sind. Diese umfasst folgende Punkte:
- Entwicklung des Systems,
- Aufbau des Systems,
- Beurteilungsgrundlagen,
- Gesprächsführung sowie
- Anwendungsmöglichkeiten.

Das Kernstück der Trainingsseminare besteht in *praktischen Übungen* in der Anwendung des Systems. Trainiert wird dabei der Psychische Befund, da erfahrungsgemäß für die anderen Belege des Systems (Anamnese, Somatischer Befund) weniger Trainingsbedarf besteht. Als Grundlage der Übungen dienen videodokumentierte Patienten aus unterschiedlichen Störungsgruppen (organische Störungen, schizophrene Störungen, affektive Störungen) sowie Live-Gespräche mit Patienten. Die Ergebnisse dieser Gespräche werden dann von jedem Teilnehmer unabhängig voneinander auf dem AMDP-Beleg „Psychischer

Befund" dokumentiert. Im Anschluss daran werden alle Symptome ausführlich diskutiert. Besonders geachtet wird dabei auf
- das Problem der Quantifizierung,
- das Problem der Informationserhebung (Gesprächsführung) sowie
- das Problem der Abgrenzung der einzelnen psychopathologischen Begriffe.

Die Trainingsseminare sollten mindestens 1 1/2 Tage umfassen, sog. „Auffrischungsseminare" nach praktischen Erfahrungen und hinreichender Anwendung bieten sich an. Folgende Struktur hat sich dabei bewährt.
- *1. Halbtag:* Kurze Wiederholung in die Einführung in das AMDP-System; Video 1 (oder Live-Patient); Dokumentation des Psychischen Befundes und anschliessende ausführlich Diskussion,
- *2. Halbtag:* Gesprächsführung; Video 2 (oder Live-Patient); Dokumentation des Psychischen Befundes und anschliessende ausführlich Diskussion,
- *3. Halbtag:* Anwendungsmöglichkeiten des AMDP-Systems; Video 3 (oder Live-Patient); Dokumentation des Psychischen Befundes und anschliessende ausführliche Diskussion.

Die Seminare werden regional angeboten für Teilnehmer aus unterschiedlichen Institutionen oder aber auf Anfrage auch innerhalb einer Institution.

Nähere Informationen zu den Trainingsseminaren finden sich in Trabert und Luderer (1997).

Anfragen sind zu richten an:

Prof. Dr. rer. nat. Rolf-Dieter Stieglitz

Sachverzeichnis

Abends besser 90
abends schlechter 90
Ablehnung der Behandlung 92
affektarm 83
affektinkontinent 87
Affektivität 82
- Störungen 82
affektlabil 87
affektstarr 87
Aggressivität 91
ambivalent 86
AMDP-Depressionsmodul 19
AMDP-Syndrom 107, 110
- Normwerte 110
ängstlich 84
antriebsarm 88
antriebsgehemmt 88
antriebsgesteigert 88
Antriebsstörung 36, 38, 49, 87
Anwendungsmöglichkeit 24
- diagnostische 24
Appetenzstörung 95
Appetit, verminderter 95
Aspekt 74
- formaler 74
- inhaltlicher 74
Atembeschwerden 95
Auffassungsstörung 64, 112
Aufmerksamkeits- und Gedächtnisstörung 36, 38, 49, 63, 112
Aufnahmebefund 46
Auswertung 54

Basisdokumentation 24, 56
Bech-Rafaelsen-Melancholie-Skala (BRMS) 20, 117
Bedside-Test 112
Beeinträchtigungswahn 76
Befund 20
- psychischer 20
- somatischer 20, 93
Befundunsicherheit 56
Befürchtung 36, 38, 49, 70
Beobachtungsvarianz 14, 59
Bereich, sensibler 51
Besonderheit, circadiane 36, 38, 49, 89
Bestimmungsfrage 28
Beurteilbarkeit 54
Beurteilungszeitraum 43, 45, 46, 47
Bewusstseinseinengung 61
Bewusstseinsstörung 36, 38, 49, 61
Bewusstseinstrübung 61
Bewusstseinsverminderung 61
Bewusstseinsverschiebung 62
Beziehungswahn 76
Bezugsrahmen 32
- zeitlicher 32

Checkliste zur Erfassung von Selbst- und Fremdgefährdung 19

Datenebene 20
- psychologische 20
déjà vu 67
Denkstörung 36, 38, 49
- formale 38, 67
Depersonalisation 81
deprimiert 84
Derealisation 81
Diagnosestellung 41, 46

Diagnostik 41
- klassifikatorische 41
Dokumentation 54
Durchschlafstörung 94
dysphorisch 85

Eifersuchtswahn 77
eingeengt 68
Einleitungsfrage 28
Einsatzbereich 40
Einschlafstörung 94
Einstiegsfrage 33, 49
Entscheidungsbaum 43, 44, 55
Entscheidungssicherheit 54
Erläuterungsfrage 28
Erstinterview 31, 59, 92
euphorisch 84

Fabel 64, 114
Facharztweiterbildung 24
Fehler 13
Fehlerquelle 14–16
„Filterfrage" 33
Forschungsprojekt 40, 42
Frage 27
- geschlossene 27
- offene 27, 28
- überleitende 28
Fragentypen 28
Fremdbeeinflussungserlebnisse, andere 82
Fremdbeobachtung 35, 37
Fremdbeurteilungsverfahren 19, 34, 117
Früherwachen 95

Gedächtnisstörung 66, 112, 116
Gedankenabreißen 70
Gedankenausbreitung 81
Gedankendrängen 69

Gedankeneingebung 82
Gedankenentzug 81
Gefühl der Gefühllosigkeit 83
gehemmt 68
gereizt 85
Geruchshalluzination 80
Geschmackshalluzination 80
gesperrt 70
Gesprächsführung 13
- psychiatrische 13
Gewissheit, subjektive 74
Größenwahn 74, 77
grübeln 69
Gütekriterien 18

Halluzination 79
- andere akustische 79
- optische 79
Herzklopfen 95
Hitzegefühl 95
hoffnungslos 84
Hostilitätssyndrom 107
Hypochondrie 71
- nicht wahnhafte 71, 74

ICD-10 41
Ich-Störung 36, 38, 49, 80
ideenflüchtig 69
Illusion 79
Indikationsbereich 40
Informationsgrundlage 34
Informationsquelle 36
Informationsvarianz 14, 59
inkohärent 70
innerlich unruhig 85
Insuffizienzgefühl 85
Interview 16, 17
- Beendigung 96
- Dauer 42
- freies 26
- Gliederung 58

- halbstrukturiertes 17, 26
- klinisches 17
- standardisiertes 17, 18
- strukturiertes 17, 18

Interviewerverhalten 50
Interviewleitfaden 17
- halbstrukturierter 17, 26, 27

Interviewverfahren 16

Ja-Nein-Frage 28
jamais vu 67

Klagsam/jammrig 85
Klassifikationssystem 25
- aktuelles 25

Konfabulation 67
Kontrollfrage 28
Konzentrationsstörung 65, 112, 115
Kopfdruck 95
Körperhalluzination 80
Kriterienebene 41

Logorrhoisch 89

Mangel an Krankheitseinsicht 92
Mangel an Krankheitsgefühl 92
maniert/bizarr 89
Merkfähigkeitsstörung 65, 112, 115
Misstrauen 71
morgens schlechter 90
motorisch unruhig 89
mutistisch 89

Neologismus 70
Nicht-Korrigierbarkeit 74
Normwert 56

Orientierungsstörung 36, 38, 49, 62, 112
- örtliche 62
- situative 62
- über die eigene Person 63
- zeitliche 62

Parakinese 89
Paramnesien 67
Parathymie 87
perseverierend 69
pflegebedürftig 93
Phobie 72
Präzisierung 50
Präzisierungsfrage 28
Primärskala 107
Prozess 14
- diagnostischer 14, 43

Prüfung, klinische 112
Psychopathologie 12, 23, 24, 44
- Ausbildung in 41
- deskriptive 12

Qualitätssicherung 24
Quantifizierung 54
Querschnittsbefund 32

Ratingverfahren 23
ratlos 83
Reliabilität 22
Reserve-Item 39
Routine 40
- klinische 40, 43

Routine-Dokumentation 40

Schlafdauerverkürzung 94
Schlafstörung 94
Schuldgefühl 74, 86
Schuldwahn 74, 77

Schwellenproblem 43
Schwindel 95
Schwitzen, vermehrtes 95
Selbstaussage 35
Selbstbeschädigung 92
Selbstwertgefühl 74
- gesteigertes 74, 86
Sinnestäuschung 36, 38, 49, 78
Situation, schwierige 53
Skala, übergeordnete 109
- depressive Symptomatik 109
- paranoid-halluzinatorische Symptomatik 109
- psychoorganische Symptomatik 109
Skalenebene 56
soziale Umtriebigkeit 91
sozialer Rückzug 91
Sprichwörter 64, 113
Sprungregel 33
Stimmenhören 79
Stimmung 82
Störung 36
- affektive 49
- andere 36, 38, 49, 90
- andere vegetative 95
- der Vitalgefühle 83
- gastrointestinale 95
- kardiorespiratorische 95
- psychomotorische 36, 38, 49, 87
Störung der Affektivität 36, 38
Strukturierung 50
Suggestibilität 52
Suggestion 29
Suggestivfrage 29
Suizidalität 91

Symptom 49
- somatisches 49
Symptomebene 41
Syndrom 107
- apathisches 108
- depressives 107
- manisches 107
- neurologisches 108
- paranoid-halluzinatorisches 107
- psychoorganisches 107
- vegetatives 108
- Zwangs- 108
Syndromebene 56

Theatralisch 89
Training 44
Trainingsseminar 43, 117, 118

Übelkeit 95
umständlich 68

Varianzquelle 14
Verarmungsgefühl 74, 86
Verarmungswahn 74, 77
Verfolgungswahn 76
verlangsamt 68
Verlaufsdokumentation 46
Verständnisfrage 28
Video 31, 45
Vigilanzstörung 94
vorbeireden 69
Vorhandensein 54

Wahn 36, 38, 49, 73, 74
- anderer 78
- bizarrer 78
- fantastischer 78
- hypochondrischer 74, 77
- systematisierter 76
Wahndynamik 76

Wahneinfall 75
Wahngedanken 75
Wahnstimmung 75
Wahnwahrnehmung 75
Warming up-Phase 48
Wiederholungsinterview 32, 60, 92
Wortpaare 114

Zeitkriterien 41
zerfahren 70
Zwang 36, 38, 49, 70
Zwangsdenken 72
Zwangshandlung 73
Zwangsimpuls 73
Zwangssyndrom 108

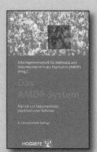

Arbeitsgemeinschaft für Methodik und
Dokumentation in der Psychiatrie (AMDP) (Hrsg.)

Das AMDP-System

*Manual zur Dokumentation
psychiatrischer Befunde*

8., überarb. Auflage 2007, 180 Seiten,
Kleinformat, € 19,95 / sFr. 32,–
ISBN 3-8017-1925-1

Das AMDP-System zur Dokumentation psychiatrischer Befunde
und anamnestischer Daten dient vor allem zur Ausbildung in
Psychopathologie. Die Neubearbeitung betrifft insbensondere den
Psychischen Befund sowie die bisherigen Anamnesebelege.

*Zu diesem Manual ist außerdem der AMDP-Befundbogen (Bestellnummer:
01 199 11) lieferbar. Zu beziehen ist dieser Bogen über www.testzentrale.de*

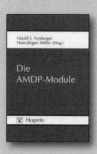

Harald Jürgen Freyberger
Hans-Jürgen Möller (Hrsg.)

Die AMDP-Module

2004, 179 Seiten,
€ 24,95 / sFr. 42,80
ISBN 3-8017-1758-5

Der Band enthält diagnostische Module für verschiedene Störungs-
bereiche. Die einzelnen Module folgen dem grundsätzlichen Aufbau
des AMDP-Systems. Für das Depressionsmodul wurde entsprechend
des halbstrukturierten Interviewansatzes im AMDP-System ein
Interviewleitfaden entwickelt. Darüber hinaus enthält der Band zur
Erfassung von störungsübergreifenden Merkmalen die »AMDP-
Checkliste zur Bewertung von Selbst- und Fremdgefährdung« sowie
den »AMDP-Erhebungsbogen zur Erfassung Gesunder Anteile«.

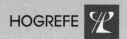

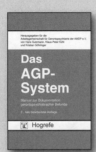

Hans Gutzmann
Klaus-Peter Kühl / Kristian Göhringer

Das AGP-System

Manual zur Dokumentation gerontopsychiatrischer Befunde

2., neu bearbeitete Auflage 2000, XII/100 Seiten,
Kleinformat, € 19,95 / sFr. 35,90
ISBN 3-8017-1365-2

CD-ROM zur Durchführung des AGP-Systems
2000, € 49,95 / sFr. 85,–
ISBN 3-8017-1409-8

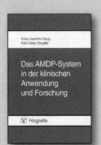

Hans-Jürgen Haug / Rolf-Dieter Stieglitz (Hrsg.)

Das AMDP-System in der klinischen Anwendung und Forschung

1997, XII/216 Seiten,
€ 26,95 / sFr. 44,80
ISBN 3-8017-0945-0

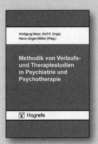

Wolfgang Maier / Rolf R. Engel
Hans-Jürgen Möller (Hrsg.)

Methodik von Verlaufs- und Therapiestudien in Psychiatrie und Psychotherapie

2000, XII/248 Seiten,
€ 36,95 / sFr. 60,–
ISBN 3-8017-1360-1

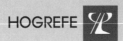